DE L'ÉPUISEMENT

DANS

LES ÉTATS MORBIDES

ET PRINCIPALEMENT

DANS LA FIÈVRE CATARRHALE

Observations recueillies pendant le Siége de Paris, 1870-71.

DE L'ÉPUISEMENT

DANS

LES ÉTATS MORBIDES

Et principalement

DANS LA FIÈVRE CATARRHALE

Observations recueillies pendant le Siége de Paris, 1870-71

PAR

LE DOCTEUR C. SÉNAC-LAGRANGE

INTERNE EN MÉDECINE ET EN CHIRURGIE
DES HÔPITAUX ET HOSPICES CIVILS DE PARIS,
MÉDAILLE DE BRONZE DE L'ASSISTANCE PUBLIQUE

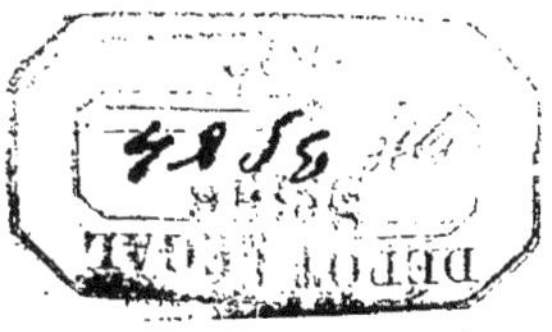

PARIS

LIBRAIRIE DE J.-B. BAILLIÈRE ET FILS

19, rue Hautefeuille, près du boulevard St-Germain

1872

DE L'ÉPUISEMENT

DANS LES

LES ÉTATS MORBIDES

ET

PRINCIPALEMENT DANS LA FIÈVRE CATARRHALE

OBSERVATIONS

Recueillies pendant le Siége de Paris, 1870-71.

AVANT-PROPOS

Appelé, durant le siége de Paris, à servir une ambulance militaire, tout en conservant les soins d'un service hospitalier à l'Hôtel-Dieu sous mon excellent maître, M. Moissenet, il m'a été donné d'observer, chez les adultes, des cas nombreux d'une affection que je vais essayer de décrire. Désirant en retracer l'histoire exacte et simple, et la juger en dehors de tout rapprochement, je décrirai ce que j'ai vu et observé.

Je prie mes maîtres de pardonner l'insuffisance d'un travail qui n'a pas la prétention d'une œuvre mais l'excuse d'une thèse.

DÉFINITION.

Sous l'influence de mauvaises conditions hygiéniques, froid rigoureux et humide, fatigues de tout genre, etc., auxquelles s'ajouta, pour beaucoup, un fâcheux état moral, conditions qui furent celles de jeunes troupes pendant le siége que nous avons traversé, les malades arrivaient nombreux, atteints soit d'affections aiguës à caractères bien déterminés et dont le classement rationnel a sa place marquée dans le cadre nosologique, soit de manifestations inflammatoires ou fluxionnaires occupant divers systèmes et échappant par la diversité de leur siége à une division aussi exacte. Toutes présentèrent le cachet rhumatismal ou simplement catarrhal. Nous grouperons sous le nom de fièvre catarrhale les cas nombreux qui se rapportent à ces dernières manifestations. Ces maladies pour la plupart ne furent pas simples, mais compliquées d'un état adynamique qui au début se montra isolé et fut étudié sous le nom de fièvre des surmenés.

FIÈVRE CATARRHALE.

SYMPTOMATOLOGIE.

Dès que les influences atmosphériques eurent réveillé les affections qu'on connaît sous le nom de maladies *à frigore* et que ces conditions eurent ajouté leur action à celles résultant des circonstances journalières de la guerre, la fièvre catarrhale apparut, modifiée dans son évolution par l'état d'épuisement que nous avons mentionné.

Après un début qui varia de deux à quinze jours, les malades se présentèrent à nous avec les symptômes dont nous allons faire l'analyse.

1° Prostration.

C'est un ensemble de symptômes qui affectent l'individu dans les diverses positions où il se trouve.

S'il est debout, il ressent une lourdeur générale qui s'accuse surtout aux membres inférieurs et s'accompagne de douleurs dans les masses musculaires.

S'il est assis, il se laisse aller, la tête penchée sur le tronc : les bras, qui parfois retombent spontanément, sont ramenés en avant comme sur un point d'appui.

Nous avons le plus souvent surpris nos malades dans le décubitus latéral, les membres inférieurs à demi pliés et dans une immobilité presque complète.

Si on les fait mettre sur leur séant pour établir l'examen de la poitrine, ils obéissent assez facilement, bien qu'exprimant l'effort qu'il leur en coûte. Deux ou trois fois j'ai vu le malade dédoubler son mouvement, si je puis m'exprimer ainsi, c'est-à-dire s'il est dans le décubitus dorsal, se mettre sur le côté d'abord, s'asseoir ensuite, soit rester dans le premier temps de ce mouvement. Je n'ai jamais observé cette prostration qui annule la volonté et exige le secours d'un intermédiaire pour exécuter le mouvement et maintenir la position. On croirait que les forces actives seules du malade sont atteintes. Assez indifférent à ce qui se passe autour d'eux, ceux-ci répondent seulement aux questions qu'on leur pose. La paresse intellectuelle égale la paresse musculaire.

Céphalalgie.

Rarement générale, la céphalalgie le plus souvent se borne au front, aux régions sus-orbitaire, nasale, temporale, rarement occipitale. C'est tantôt une douleur gravative, gênante, augmentant d'acuité dans les mouvements de toux; tantôt une douleur lancinante qui semble occasionnée par l'ondée sanguine arrivant au cerveau. Ici, ce sont des sensations de pression : il semble que la tête soit prise dans un étau; là, c'est une sensibilité en surface, bornée aux parties fibro-musculaires, augmentant dans les mouvements. D'autres fois, le malade est étourdi comme au début de l'ivresse, et les tournoiements de tête accentuent ce caractère.

Nerveuse parfois, cette céphalalgie peut encore tenir à l'inflammation des sinus frontaux et marcher de pair avec le coryza.

Apparaissant presque toujours au début, la céphalalgie persiste jusqu'à la fin ou s'arrête le premier septénaire d'elle-même ou après une crise naturelle, comme une épistaxis, des sueurs, etc., de même qu'après une crise artificielle, telle qu'un purgatif, ipéca, etc.

Rarement nous l'avons trouvée avec des exacerbations; le plus souvent, elle s'est montrée avec un type continu. Dans quelques cas, elle disparaissait le matin, puis son retour, coïncidant avec des symptômes de troubles digestifs, accusait un état intermittent. Dans la convalescence, les douleurs sont remplacées par des tournoiements de tête, des vertiges, etc.

Troubles encéphaliques.

Dans la période d'état et de concert avec des symptômes analogues, apparaissent d'autres accidents, parmi lesquels il faut ranger le délire. Il appartient le plus souvent à la forme subaiguë. Les malades sont agités et le sommeil interrompu. Ils parlent de sujets qui ont frappé leur imagination, appellent au combat, et un instant après remémorent un souvenir de famille. Ils se lèvent, cherchent leurs habits et leurs armes ou se couchent dans le lit du voisin. S'il survient un gardien, ils le reconnaissent et celui-ci n'a pas de peine à les reconduire à leur lit. Cet état précède la somnolence, le coma, quelquefois primitif.

Sensibilité générale et particulière.

Parfois s'est déclarée une vive sensibilité bornée aux régions temporale et orbitaire vers les points d'irradiation des nerfs frontaux. Dans ce cas, il nous a paru avoir affaire à une névralgie des branches du trijumeau, d'autant plus que bientôt succéda à cette douleur une douleur dentaire qui porta le malade à nous demander l'avulsion d'une dent. L'examen direct n'ayant pas fait découvrir de carie, le malade se résigna; une fluxion gingivale s'éveilla deux jours après, entraînant avec elle une salivation abondante, et la névralgie s'éteignit avec la fluxion. Dans un autre cas, la fluxion franchit sa période de congestion et donna naissance à un abcès gingival que j'ouvris à deux reprises. Dans une circonstance, les dents furent sensibles en dehors de toute

Sénac.   2 névralgie, assez pour que le malade ne pût supporter les boissons froides et chaudes, et en même temps se produisait une salivation abondante. Quelques-uns accusent certaines sensations, celle d'une barre qui presserait leur poitrine, et dans ce cas les vibrations de la voix sont spécialement douloureuses.

Dans la convalescence, il y a rarement de la céphalalgie, plutôt des vertiges : les objets semblent marcher ou tourner ; instinctivement le malade ferme les yeux et prend un point d'appui jusqu'à ce qu'il soit couché. D'autres ont une sensation de brisement douloureux dans les masses musculaires (avant-bras, mollets, etc.), comme après une course rapide et longue : les articulations sont simplement douloureuses.

Certains ont de la susceptibilité au froid, susceptibilité qui les poursuit jusque et surtout pendant la convalescence. Nous en avons vu obligés de se coucher, et dans leur lit, avoir grand'peine à se réchauffer et demander une boule d'eau chaude.

C'est durant la même période de convalescence qu'ont apparu des douleurs gastralgiques.

Douleurs musculaires.

C'est tantôt un endolorissement général qui est sans doute pour beaucoup dans cette immobilité relative que les malades conservent dans leur lit. Tantôt, ce sont des douleurs contuses comparées aux suites de coups, et qui apparaissent surtout quand le malade est debout et essaye de marcher.

D'autres fois, des douleurs, comme résultant d'une mauvaise position, occupent la région sternale, les côtés de la poitrine, la région dorsale. La localisation est parfois plus bornée : elle se fait au bas des lombes, sous forme de lumbago, à la région pectorale, sous forme de pleurodynie, à la région du cou, sous forme de torticolis, plus souvent unilatéral ou à la nuque, enfin dans la région hypogastrique. Dans un cas, la douleur lombaire avec vomissements nous fit craindre une éruption variolique.

Nous avons pu observer un cas où, dans le cours de la maladie, les douleurs se fixèrent sur les parois abdominales sous forme de coliques, avec sensibilité au toucher. Rarement, ce sont des douleurs musculaires vives qui s'accompagnent d'un durcissement du muscle et des parties voisines. C'est tantôt une myosite simple, tantôt une hémorrhagie musculaire, et dans ce cas il est fréquent de voir, quelques jours après, la partie se colorer superficiellement et présenter les teintes d'un épanchement sanguin.

Enfin, d'autres fois, ce sont les parties fibreuses de la région fessière et de la partie externe de la cuisse qui sont douloureuses. Dans ce dernier cas, une douleur un peu vive doit éveiller l'attention du médecin : nous avons pu voir une de ces douleurs marquer le début d'une périostite suppurée.

Altération des traits.

L'aspect de la physionomie participe de l'état général. Quand les mouvements fluxionnaires sont bien accusés, la face se fluxionne comme les autres parties : elle est rouge, gonflée tout autant que les paupières ; les conjonctives sont hyperémiées dans leur partie palpébrale, surtout dans les culs-de-sac, parfois dans la portion bulbaire, sans autres symptômes que ceux physiques : la muqueuse nasale, rouge et irritée par le coryza, est sensible et douloureuse, principalement aux ailes du nez. Quand la manifestation se porte vers les poumons et qu'elle prend la forme asphyxiante, la face est pâle, couverte de sueur. La bronchite revêt-elle un caractère d'acuité inflammatoire, avec douleur thoracique? les traits deviennent douloureux et la physionomie anxieuse. L'adynamie générale commande-t-elle les symptômes particuliers? la face est pâle seulement, ou pâle et bouffie, les traits tombés revêtent un caractère de résignation.

D'autres fois, c'est un ensemble qui correspond à ce qu'on connaît sous le nom de traits grippés et qui appartient à plusieurs états pathologiques : le tout se traduisant par la contraction de certains traits (traits nasal et naso-labial), le retrait de certaines parties (yeux excavés) avec diminution dans la température, soit générale, soit locale, des parties de la face.

Fièvre.

Une série de frissons passagers, qui augmentent en nombre et en intensité, signalent l'imminence de la maladie. Les malades sont peu exacts sur un renseignement à cet endroit, leur attention se portant vers une manifestation plus intense, soit une forte céphalalgie, la toux d'une bronchite ou laryngo-bronchite, soit une diarrhée prémonitoire, tous phénomènes qui parfois préviennent le frisson.

Quoi qu'il en soit, la fièvre est le plus souvent modérée. Le nombre des pulsations varie, non-seulement d'un malade à un autre, mais sur le même malade. Ce nombre s'élève tantôt jusqu'à 120, et il peut, au bout de quelques jours, descendre jusqu'à 50, 40 : nous l'avons vu tomber à 36. Sa force est aussi variable : quelquefois vif, il est le plus souvent petit. Notre attention ne s'est pas portée sur le dicrotisme que d'autres observateurs ont assez souvent rencontré pour en faire la règle ordinaire.

Une émotion, un mouvement établi peuvent de même faire varier la force et le nombre des pulsations. Bien avant, nous avions entendu M. Gueneau de Mussy appeler l'attention sur un fait analogue qui se passe dans la fièvre typhoïde. Quand on soulève ou fait soulever le malade pour le placer sur son séant, on sent le pouls faiblir et augmenter dans le nombre de ses pulsations. J'ai étudié ce même fait chez nombre de malades atteints de fièvre catarrhale, et j'ai observé que le plus souvent le pouls augmentait de fréquence dans le rapport de 2 à 3, parfois de 1 à 2, en même temps qu'il augmentait de force. C'est ainsi qu'il s'est élevé de 72 pulsations à 90, de 84 à 120, de 60 à 100.

Dans quelques cas, nous avons pu saisir quelques intermittences dans les pulsations, sans que ces intermittences aient coïncidé avec un état pathologique du cœur.

Il est de règle que le mouvement fébrile présente certaines rémissions : c'est le soir ou l'après-midi que le pouls augmente, qu'une légère moiteur humecte le malade ; en même temps, la céphalalgie devient plus vive, la toux augmente de fréquence jusqu'au lendemain. La peau est chaude, la température dépasse rarement 39 degrés et se maintient peu de temps à un chiffre élevé.

Coryza.

Il se montre en général au début de la maladie, uni au catarrhe des autres voies. Suivant son degré, les narines sont sèches ou le siége d'un écoulement séreux ou séro-purulent, et la muqueuse est alors rouge, gonflée, douloureuse, exulcérée sur les limites de la peau et de la muqueuse.

L'inflammation se propage aux sinus frontaux et le malade est sujet à des phénomènes d'ordre réflexe, éternuments, étourdissements, larmoiement oculaire, etc.

Ophthalmie.

Nous avons observé plutôt des hyperémies conjonctivales que des conjonctivites. Les paupières étaient gonflées, l'œil larmoyant, les conjonctives vasculaires, la rougeur bornée à la partie palpébrale empiétant à peine sur la partie scléroticale. Les malades n'accusaient point cette sensation de gravier qui est le propre des conjonctivites avec ou sans granulations. Les signes physiques constants pendant cinq à six jours, diminuaient ensuite.

Angine.

Ici, on observe l'angine avec ses variétés de siége. Le voile du palais, la luette, la paroi postérieure du pharynx, les amygdales sont affectés à la fois : c'est alors une rougeur vive comme vernissée, répandue partout, une vascularisation arborescente, qu'on suit de l'œil. Ces parties sont humides, gonflées et revêtues de fausses membranes : les cryptes des amygdales sont remplies par une matière concrète blanchâtre, de consistance caséeuse : d'autres fois c'est la luette qui, démesurément gonflée, vient se poser sur la base de la langue et donne lieu à des nausées.

La voix est nasonnée, la déglutition douloureuse, la bouche à demi ouverte, les parties latérales de la mâchoire gonflées et douleureuses ; la figure prend un air de souffrance. En même temps et le plus souvent la langue est large et humide, recouverte dans son milieu d'un épithelium blanchâtre ou blanc jaunâtre ; l'haleine est fétide et le malade accuse un goût métallique.

Ces troubles appartiennent au premier septénaire, et parallèlement à eux ou les suivant de près, apparaissent les parotides, remarquables par le gonflement de la partie ; la douleur dans les mouvements de mastication, l'indolence au toucher. Ces parotides n'ont jamais paru avoir un caractère critique. Dans un cas, leur disparition fut suivie d'une orchite (vaginalite). L'otite, quelquefois primitive, s'est plus souvent montrée après d'autres manifestations fluxionnaires, dans le cours de certaines autres. Se bornant à de légères douleurs lancinantes, à un peu de surdité, elles se terminaient parfois par suppuration, et le matin, le malade trouvait sur son linge la trace d'un écoulement séro-purulent qui se continuait un temps assez long.

Hémorrhagies.

Les épistaxis apparaissaient rarement au début, plus souvent au moment de l'évolution des principaux phénomènes, dans le cours, plus souvent dans la période

terminale de la maladie. Elles se sont montrées dans
très-peu de cas. Pour ceux où elles ont paru, elles
étaient fréquentes dans la même journée, peu abondantes (15 à 20 grammes), et point accompagnées d'a-
mélioration. Elles étaient faciles sur un jeune mobile
qui avait une prédisposition marquée aux épistaxis et
chez lequel nous observions en même temps un état
scorbutique des gencives qui étaient rouges, gonflées,
saignantes.

Une ou deux fois, nous avons reconnu quelques taches
de purpura aux membres inférieurs, sur le ventre, la
poitrine ; et dans les parties où le système pileux était
développé, quelques taches paraissaient à la base des
poils : elles étaient petites et d'un rouge sombre ecchy-
motique. Un mobile robuste fut pris, vers la fin de sa
bronchite, d'une douleur exquise au mollet avec rougeur,
gouflement et induration : peu à peu des signes d'ecchy-
mose sous-cutanée apparaissant, nous instruisirent sur
la nature des symptômes.

On le voit, dans ces cas, l'état scorbutique qui s'iso-
lait le plus souvent, s'ajouta pour une part légère, il est
vrai, à l'état que nous décrivons.

Altérations de la voix.

La voix est rendue rauque, par le coryza, l'angine, la
laryngite. Mais ces états la modifient d'une façon particulière. Dans le coryza, l'angine, la voix est enrouée,
mais le son à peine diminué. L'hypertrophie ou le gonflement des amygdales produit à peu près le même effet,
mais l'obstacle au passage du son par les parties affectées fait qu'il retentit dans les fosses nasales et il ac-
quiert le timbre nasonné.

Si les cordes vocales sont touchées, la voix s'éteint, elle est voilée, irrégulière, l'usage de l'organe devient fatigant. Les lésions s'unissant entre elles, les effets se modifient entre eux.

D'autres fois la faiblesse de la voix est le résultat de l'adynamie générale : le malade ne parle que lorsqu'il est interrogé et c'est alors à voix basse et en s'aidant de la mimique. Une petite toux faible l'accompagne. On peut, sans hésiter, appliquer à cet état la dénomination de paralysie du larynx.

Toux.

Elle est temporaire ou quinteuse et continue. Dans le premier cas, elle n'est point précisément fatigante ; dans le second, elle emprunte beaucoup à la coqueluche, non-seulement pour le caractère, mais par la répétition des mouvements, leur caractère spasmodique. Elle produit vers les extrémités supérieures des signes de congestion mécanique.

D'autres fois elle est tellement répétée qu'elle devient presque continue. C'est surtout à certaines, heures le soir que survient une certaine exagération : la moindre cause lui donne naissance, une inspiration profonde, l'impression du plus petit courant d'air , le moindre mouvement. Le mouvement de toux a lieu ou est remplacé par une respiration anxieuse. La toux est simple, dite nerveuse ou catarrhale : simple au début elle devient catarrhale dans le cours de la maladie. La toux nerveuse est stridente, sèche, quinteuse : la toux catarrhale est moins aiguë, plus humide, presque toujours accompagnée d'expectoration. Dans l'un et l'autre cas, elle peut appartenir à la laryngo-bronchite ou à la bronchite, et l'expuition est nulle ou séreuse, séro-muqueuse et purulente suivant que le mouvement fluxionnaire se limite ou passe à l'inflammation. Aussi le malade expectore-t-il un liquide séreux, spumeux à la surface, et la quantité de cette expectoration peut être considérable. Quand survient le stade inflammatoire, les crachats sont ceux de bronchite : visqueux, jaunes, recouverts parfois de quelques stries sanglantes provenant de quelques déchirures vasculaires.

La respiration est influencée par ces états. Est-elle modifiée, l'inspiration est rude et les râles ne tardent pas à apparaître. Ce sont des râles humides et des râles sonores. Dans les premiers, il faut ranger les râles crépitants et sous-crépitants. Je n'entends pas ici parler des râles crépitants de pneumonie, mais de ces râles crépitants plus humides qu'on rencontre dans les cas de bronchorrée vers les bases des deux poumons. Ils sont seuls ou mêlés aux râles sous-crépitants, et on ne reconnaît alors leur présence qu'en ce qu'ils sont plus nombreux à l'inspiration qu'à l'expiration. Ils se maintiennent assez longtemps, un ou deux septénaires, disparaissent d'un côté d'abord, ou des deux à la fois au moment de la convalescence, après avoir reparu et disparu à certains intervalles. Les râles sonores ont tous les timbres depuis le plus aigu jusqu'au plus bas. Les plus aigus s'entendent dans l'inspiration seulement ou dans les deux temps, et alors vers la fin de l'expiration. Il est probable qu'ils ne se produisent pas dans les mêmes parties.

Il en est de même des rhonchus qui s'entendent en des points différents, sont parfois plus nombreux dans l'expiration dans les cas de dyspnée. Les râles sonores sont en général répandus partout, moins nombreux aux sommets qu'aux bases. Beaucoup disparaissent après la toux. Leur acuité est accompagnée de phénomènes de dyspnée : dans les cas de gêne considérable de la respiration, ils sont multipliés et s'accompagnent de râles sous crépitants. Chez les emphysémateux, ces derniers peuvent être absents, et les phénomènes d'asphyxie n'en exister pas moins.

Les râles sonores disparaissent ordinairement d'une façon plus rapide que les râles sous-crépitants.

Les récidives de bronchite étant fréquentes dans le cours de la maladie, ils reparaissent avec elles ou laissent la place aux râles sous-crépitants.

Dyspnée.

Elle peut appartenir à des causes étrangères à l'affection, maladie de cœur, emphysème, etc. D'autres fois elle appartient à l'affection elle-même, c'est-à-dire à un de ses éléments. Si c'est à l'élément bronchitique, la gêne respiratoire peut être en rapport avec lui de même qu'avec la complication, quand celle-ci se produit et revêt, par exemple, dans les terminaisons par bronchite capillaire, la forme asphyxiante.

Mais, dans d'autres cas, ce rapport n'existe point, et pour quelques râles sous-crépitants et sibilants, on peut compter 40 à 50 respirations par minute. A quoi rapporter cette dyspnée? Est-ce à un phénomène nerveux ou à une altération du sang? Il est, nous croyons, permis de rattacher la dyspnée à un phénomène nerveux, quand des symptômes de dépression générale se montrent, et à une altération de sang quand apparaissent pétéchies, ecchymoses, hémorrhagie quelconque. Les mouvements respiratoires sont alors nombreux, la respiration est anxieuse, plaintive, incomplète. Cet état se montre ou au début de l'affection et s'améliore avec l'état général, ou à la fin, quand la bronchite gagne les dernières bronches ou que d'autres complications surgissent.

L'état de la peau peut contribuer, pour une part minime, il est vrai, à l'augmentation de dyspnée.

Nous avons vu celle-ci s'atténuer considérablement après un bain savonneux chez un Breton porteur d'une icthyose artificielle.

Troubles digestifs.

Les fonctions digestives ne sont que légèrement troublées quand elles le sont. La bouche et les premières voies participent de cet état de sécheresse qui accuse un affaiblissement général. Par suite, la soif est vive ; il y a de l'inappétence, et cet état de sécheresse influe sur la perception du goût des aliments qui perdent toute saveur. La langue est sèche, rouge, petite ; d'autres fois, large, humide, blanchâtre ou blanc jaunâtre, avec odeur saburrale quand se manifeste un embarras des premières voies. Il est certaines irrégularités : c'est ainsi qu'avec une langue humide, la soif est vive, et qu'une sensation d'amertume avec nausées accompagne un état normal des voies supérieures. La soif revient ordinairement avec le retour de la fièvre.

De légères fuliginosités apparaissent quelquefois aux lèvres et à la partie antérieure de la langue, principalement dans les cas où la maladie tourne à la fièvre typhoïde.

L'anorexie se maintient parfois jusqu'à la convalescence : les aliments liquides satisfont seuls les malades.

Dans d'autres circonstances, l'appétit, assez bon le matin, est nul dans la soirée.

Vomissements.

Quand ils sont le résultat de l'ébranlement occasionné par la toux, ils s'accompagnent de douleurs le long des attaches de diaphragme.

Rarement ils sont spontanés ; ils accusent parfois un embarras gastrique ou gastro-hépatique : un rien alors, une simple gorgée d'un liquide provoque l'expulsion d'une certaine quantité de bile.

Diarrhée.

Au début, ou dans le cours de la maladie, les malades sont pris de diarrhée qui, par le ténesme qu'elle amène, leur fait croire à une dysentérie. Les selles sont en général séreuses, quelquefois bilieuses. Cette diarrhée, le plus souvent, obéit mal à l'action des médicaments, ou bien reparaît après la cessation de la médication et sous la moindre influence. Outre la diarrhée qui tient à la maladie, il y a encore la diarrhée provoquée. Nous l'avons vue suivre l'administration de l'iodure de fer, et même d'une dose légère de sulfate de quinine. Dans ces cas, tout était provocation au catarrhe intestinal. Cependant, la constipation embrasse la majorité des cas, remarquable surtout chez ceux qui ont une tendance aux hémorrhagies, en même temps qu'on constate un certain ballonnement de ventre.

Formes de la fièvre.

Nous avons fait l'analyse des symptômes. Il nous reste à les grouper, les coordonner, et, faisant ressortir leur physionomie, établir des variétés qui résultent de leur prise de possession de tel ou tel système, comme de leur caractère et marche. L'observation nous impose deux ordres de faits : 1° des manifestations fluxionnaires ou inflammatoires, principalement des muqueuses, manifestations se reliant entre elles, de façon à constituer un état de l'organisme qui se traduit sur divers systèmes par des troubles identiques ; 2° un état adynamique, un état de fatigue qui le plus souvent se surajoute à la maladie première, et la modifie de façon à paraître parfois l'élément essentiel.

Qu'est, dans la maladie dont nous nous occupons, l'entérite par rapport à la bronchite, celle-ci par rapport à la première, et les deux ensemble, par rapport à l'otite, à l'angine, etc.? Ce sont des évolutions pathologiques identiques, se portant sur la muqueuse des organes qu'ils représentent, s'y établissant au même degré, intéressant le même système et parcourant le même cycle, s'arrêtant à tel ou tel degré de l'inflammation..., se compliquant dans quelques cas, dans d'autres n'étant que le début, l'origine cachée d'une maladie spécifique (fièvre typhoïde, etc.).

Que le système nerveux qui est le régulateur de la vie nutritive se trouve atteint de façon à ne plus équilibrer la vie organique, et on aura une maladie générale affectant l'organisme dans son entier.

Les quelques remarques que nous venons de présenter, unies à l'observation des faits, nous indiquent qu'il est deux sortes de phénomènes à étudier, des phénomènes organiques se traduisant dans tel ou tel système, principalement dans le système nerveux, se présentant avec plus ou moins d'intensité ou disparaissant rapidement, et des phénomènes particuliers d'une autre nature qui fixent leur siége dans une des trois parties, tête, poitrine, abdomen.

Mais la maladie est une : elle ne frappe pas un système à l'exclusion de l'autre, elle frappe l'un plutôt que l'autre, mais laissant sur chacun trace de son passage. Comme la marche de la nature est plus générale que particulière, nous serons obligé, pour plus de clarté, d'établir une division artificielle, de créer des types qui présentent plus particulièrement l'action de la maladie sur un système, conservant au mode de réaction de l'organisme, à la façon dont il conçoit la maladie, l'établissement de formes plus générales et plus naturelles. De même que nous étudierons une forme inflammatoire, adynamique, etc., nous étudierons un type simple ou encéphalique ou thoracique, etc.

Prodromes.

Le plus souvent, la maladie a débuté par un ou plusieurs des symptômes qui appartiennent aux maladies aiguës ou subaiguës, malaise, courbature, frissons, coryza, etc., auxquels s'ajoute un certain accablement. Ce n'est qu'en tenant compte des circonstances dans lesquelles on se trouve et des cas analogues antérieurs que le médecin pourra acquérir une certaine probabilité touchant la maladie qui va se déclarer.

Type simple.

Dans cette première division se trouvent réunis les symptômes adynamiques et les symptômes fluxionnaires, ceux-ci frappant indistinctement les systèmes de l'économie ; mais aucun n'a de gravité et la terminaison est rapide et heureuse.

Après des prodromes qui commencent à cinq ou huit jours et qui finissent à dix ou quinze, les symptômes bien que légers, s'accentuent cependant. Les symptômes nerveux se traduisent d'une façon générale par de la fatigue, des douleurs dans la masse des muscles et une grande sensibilité à la température, et partiellement par des douleurs locales et des céphalalgies particulières.

Le coryza peut n'être qu'un enchifrènement passager ou fournir son cours complet. La toux sèche, quinteuse, stridente, pendant toute la durée, devient quelquefois humide, s'accompagnant ou non de quelques légers rhonchus.

L'appétit diminué, rarement perdu, passe par des intermédiaires de plus et de moins, reparaît le plus souvent après quelques jours de repos ou après un ipéca.

La fièvre nulle le plus souvent, quand elle existe, se limite au début, s'accusant par une légère élévation du pouls et de la température.

L'angine est légère : à peine quelques traces d'embarras des premières voies digestives. La diarrhée se borne à quelques selles liquides.

Quelques éruptions accompagnent ou terminent ces symptômes. Quelques plaques érythémateuses qui passent le lendemain, se montrent au début ; dans le cours

nous avons observé certaines plaques d'urticaire, et
finalement une éruption acnéiforme a clos la maladie.
La disparition de ces phénomènes s'exécute dans un
espace de temps à peu près égal au cours de l'affection.

Type céphalique.

Comme nous l'avons dit dans nos généralités, il est
très-rare qu'une partie subisse seule l'action morbide.
Ici des accidents thoraciques ouvrent tantôt la voie;
le système musculaire est affecté dans les parois costales,
dans celles abdominales : la céphalalgie marchant de
pair. La muqueuse oculaire vient à son tour prendre
sa part et s'accuse par de l'hyperémie. Un coryza suit,
qui ne le cède pas en intensité et les accidents s'atté-
nuent et finissent ensemble.

Tantôt, c'est la diarrhée qui commence; un peu d'angine s'y joint et on croit assister à une indisposition de
deux à trois jours : quand, apparaissant comme la crise
du mal, se développe ici une fluxion buccale et gingivale, là une névralgie maxillaire, plus loin une otite.
D'autres fois la localisation se fait sur l'oreille seule.

Les symptômes cérébraux varient. La céphalalgie est
parfois intense et de longue durée. L'insomnie est presque continuelle ou remplacée par de l'assoupissement.
Rarement des accidents aigus se montrent, qui soient le
fait de la réaction générale.

Type thoracique.

Les symptômes abdominaux ont été rares. L'affection
s'est bornée à l'arbre respiratoire seul, ou de concert les

premières voies digestives ont été touchées ; il en est résulté des cas simples et légers, remarquables autant par le peu d'intensité des symptômes que leur courte durée, et des cas bien accentués se délimitant cependant des cas graves qui sont le résultat d'une complication le plus souvent.

Dans le premier ordre de faits, la bronchite est plutôt la propagation d'une inflammation laryngée, la suite d'un rhume : aussi, la cessation de tout service est retardée dix, quinze jours, malgré une toux intense, et c'est sous l'influence de la fatigue générale qu'on arrive au repos forcé. La toux dans ces circonstances est une toux sèche et sonore, se présentant avec ou sans râles, continuant de même et s'accompagnant d'une altération de la voix ; celle-ci, tantôt enrouée, tantôt faible, voilée, traduit plutôt la faiblesse générale que l'inflammation laryngée. Les râles sonores, rhonchus à timbre bas et moyen se montrent parfois : localisés dans un poumon, se faisant entendre à l'inspiration, tantôt ils disparaissent après une période de cinq à huit jours, tantôt disparus d'un côté, ils gagnent l'autre, modifiant leur timbre et s'entendant soit dans les deux temps soit à la fin de l'expiration, se mélangeant rarement à quelques râles sous crépitants à durée courte. L'expuition dans ces cas légers manque le plus souvent. Quelques douleurs pleurodyniques sont ressenties. La fatigue est générale, s'accompagne de points de côté, de sensation de froid, de céphalalgie. La réaction est légère, la peau légèrement chaude, le pouls dépasse rarement 90 pulsations ; la langue le plus souvent humide est parfois un peu sèche ; l'appétit généralement conservé. Dans un cas, la fièvre s'est présentée avec une intermittence marquée, précédée d'un frisson dans la matinée, elle cessait le soir et le pouls descendait jusqu'à 40 pulsations. Parfois encore survient une angine légère qui se termine régulièrement.

Dans des cas mieux déterminés, après des frissons successifs et un trouble sympathique du côté du tube digestif, la voix se prend et les poumons s'affectent. On entend des râles sonores limités à certaines parties : des râles humides surgissent aux deux bases ; les râles sonores se généralisent, disparaissent dans un point pour reparaître dans un autre : de même des râles humides dont l'apparition peut être successive. C'est pendant cette période d'état qu'un examen attentif peut surprendre quelque indice de pneumonie lobulaire. L'expectoration manque quelquefois; d'autres fois elle est ou séreuse, formée d'un liquide fluide, spumeux, analogue à de l'eau de gomme, abondant, bronchorréique en un mot, ou inflammatoire, formée de crachats visqueux et jaunâtres. La toux sèche au début ou même pendant toute la durée devient ensuite grasse et moins continue. La dyspnée presque toujours nulle peut être plus considérable que la bronchite ne le comporte. Par ailleurs se montrent des accidents analogues : le pharynx, le voile du palais sont rouges et gonflés, le gonflement des piliers masque les amygdales : une angine même bénigne peut éveiller le système lymphatique et une adénite simple apparaît.

Le coryza ou prévient ou marche de pair avec ces accidents. C'est dans le cours ou à la terminaison de cet état, que sans phénomènes d'acuité se prononce un écoulement de l'oreille, une otorrhée simple.

L'économie traduit un état de faiblesse général : c'est pendant de longs jours que les malades restent au lit, conservant de longues heures une même position, qu'ils se plaignent de douleurs pleurodyniques, rénales, d'insomnie : ils parlent lentement, faiblement, comme à l'oreille. La langue est rouge, sèche, ou humide ; participant de l'état gastrique, elle est dans ces occasions recouverte d'enduits jaunâtres et la bouche est sèche, amère. La soif est en général en rapport avec l'état de la bouche : parfois, elle en est indépendante, et avec une langue dépouillée, le malade accuse une soif opiniâtre et un goût de matière en fermentation.

L'appétit, rarement conservé, le plus souvent diminué ou perdu, est irrégulier pendant toute la maladie ; à de rares intervalles, quelques vomissements alimentaires se montrent. La constipation est la règle : mais, sous l'influence d'un changement de température, la diarrhée est facile : arrivant spontanément, elle a semblé une crise de la maladie. Les urines sont rares et pâles.

La réaction non-seulement incomplète, a encore manqué du côté de la circulation. Le pouls ne dépassant guère 100 pulsations, descendait au-dessous de 80, oscillait entre 80 et 100, augmentait de 20, 30 pulsations à un effort du malade. La température, souvent à 37°, allait jusqu'à 40, principalement dans les cas de complication.

La peau suivait les alternatives des muqueuses : nous l'avons sentie sèche avec une langue sèche ; humide avec une langue humide. D'autres fois, le fait inverse se prononçait. Quelquefois, ansérine au début, elle se marquait de légères taches scorbutiques (pétéchies, purpura). Dans la convalescence, elle était parfois le siége de petites éruptions lichénoïdes ou furonculaires.

L'état bronchitique se généralisant, l'adynamie peut se compléter et la terminaison fatale se rapprocher par le passage à la bronchite capillaire. C'est alors que la paralysie des sphincters survient : les râles sonores et humides se généralisent, les mouvements respiratoires s'exagèrent : la face devient pâle, couverte de sueur ; survient un léger subdelirium et finalement le malade meurt dans le coma.

Type abdominal.

Il est comme tous les types artificiellement créés, rarement simple, accompagné le plus souvent d'accidents thoraciques et encéphaliques. Il faut encore établir une ligne de démarcation entre les cas où le tube intestinal est affecté dans ses premières voies ou dans son entier. Dans le premier cas, au milieu de l'inappétence complète, des altérations de goût et perversions, il faut joindre certains signes objectifs, sécheresse, aspect blanc-jaunâtre de la langue, qui portent le malade à demander lui-même à vomir. Ces symptômes peuvent cependant ne pas s'accuser et le vomissement se produire spontanément ou à la moindre ingestion, avec un état normal de la langue. Souvent à ces symptômes se joignent ceux d'une angine simple ou pultacée et des signes d'adynamie : repos absolu, courbature, fatigue générale. Mais l'extrémité inférieure du tube intestinal peut être affectée isolément. La diarrhée est alors simple ou bilieuse, se limitant à cinq ou six selles, s'accompagnant rarement de coliques, toujours de céphalalgie et fatigue : dans un seul cas, nous avons trouvé un peu de réaction vascu-laire; le pouls montait à 90 pulsations, la peau était chaude et halitueuse : d'autres cas s'accompagnaient de trachéo-bronchite.

Tous ces exemples ont été remarquables par leur bénignité, mais la persistance des symptômes peut s'accompagner parfois d'un état tel d'épuissement, que la mort arrive dans le dernier degré de cachexie. Ainsi en fut-il d'un malade qui, après dysentérie, fut repris de diarrhée rebelle avec adynamie profonde (crampes, perte de la voix, etc.); à la diarrhée se joignirent des vomissements bilieux, quelques-uns verdâtres. L'émaciation devint tellement considérable que la peau ressemblait à un parchemin. Les fuliginosités couvraient la langue; un peu d'albumine apparut dans les urines, et le malade s'éteignit lentement.

Type bilieux.

Cette forme, bien que rare, s'est montrée à nous dans deux conditions, tantôt avec le caractère d'un ictère simple et symptômes dyspeptiques (lourdeur digestive, nausées, etc.), accompagnée d'un état de fatigue général.

Tantôt s'accentuant davantage, l'ictère arrive spontanément ou à la suite d'un flux diarrhéique.

Dans un cas, le mal débuta par des vomissements bilieux, quelques frissons légers : un ictère général accompagna une vive sensibilité dans la région du foie : une pneumonie assez limitée s'accusa en même temps. Le malade se plaignait d'une courbature générale et de doulcurs ostéocopes non spécifiques. La réaction fut franche. La pneumonie lobulaire fit place à une bronchite légère. La marche de la maladie fut irrégulière.

Un mieux sensible s'était manifesté. Des phénomènes de réaction, qui persistèrent en partie, précédrent une recrudescence de bronchite, qui ne céda qu'à la longue avec persistance de phénomènes sympathiques.

Forme continue.

Que les manifestations atteignent les trois grands systèmes qui ont servi à la division des types morbides, elles peuvent, par leur marche et leur durée, affecter la forme continue. Celle-ci est tellement la règle, que la confusion avec la fièvre continue vraie ou fièvre typhoïde peut être journalière, si le médecin ne se tient dans un sage réserve qu'il n'abandonnera que lorsque le défaut de tel ou tel symptôme important, l'irrégularité ou le défaut de continuité de tel ou tel autre non moins important, la cessation plus ou moins brusque des phénomènes, auront commandé et justifié sa décision. Pour montrer, avant d'arriver à l'étude du diagnostic, la difficulté qui existe tout d'abord à classer la maladie, je vais parler en quelques pages de la forme continue qui se montre dans les trois types que nous avons admis et donner le détail de quelques observations qui, en allant du simple au complexe, nous ont paru typiques.

Forme continue dans le type encéphalique.

Dans un premier cas, avec des troubles digestifs

(état saburral de la langue, nausées.....), avec une
névralgie d'un côté de la face (gonflement de la pau-
pière et de la joue, diminution de la sensibilité, hyperémie de la conjonctive, salivation abondante, sensibilité des dents), la céphalalgie se maintint les trois
premiers jours avec de l'insomnie, le pouls resta à
104 puls. et la température à 39° : une épistaxis survint. La médication évacuante, ayant été employée sans
mieux réel, la fièvre typhoïde fut soupçonnée, lorsque,
le septième jour, les accidents tombèrent d'eux-mêmes.

Dans un deuxième cas, les symptômes nerveux
étaient considérables, la céphalalgie intense, la fatigue
générale. Une épistaxis assez légère survint. Des douleurs d'oreille suivirent, et le pouls à 96 puls., augmentait le soir jusqu'à 100, 110. Cet état se maintint pendant
huit jours, au bout desquels se déclarèrent quelques
vomissements, une épistaxis de 30 gr. environ et une
éruption légère de variole.

Dans un troisième cas, où la maladie revêtit le
caractère rhumatismal, la distinction de la maladie
offrait encore plus de difficultés.

C'était chez une jeune femme de 23 ans, assujettie à
un travail exagéré. Après un début de huit jours,
marqué par de l'inappétence et une céphalalgie, que
n'arrêtèrent ni un vomitif ni un purgatif, les symptômes nerveux se traduisirent par une céphalalgie
intense, de la fatigue générale, une sensibilité marquée
de la région abdominale, en même temps que de la
surdité, une insomnie continuelle accompagnée de
rêvasseries. La face, rouge dans le principe, devint
pâle, les traits tombèrent. Le pouls resta deux jours à

104 puls., la température à 39 1/2. La soif était vive, mais la langue humide et pas de diarrhée. Quelques fuliginosités se montrèrent sur les lèvres ; le ventre était normal, sans taches, mais douloureux dans ses parois. Des douleurs de même nature occupaient les reins, le cou ; les jambes étaient douloureuses, la tête semblait pressée comme dans un étau ; mais la peau était douce, halitueuse.

Survint une diarrhée assez légère et une irritation uréthro-vaginale, de la dysurie, du prurit vulvaire; la région hypogastrique devint à son tour douloureuse. Le pouls se maintenait à 96, 100 pulsations, la température à 39°. La langue était toujours restée humide. Ces symptômes cessèrent rapidement, et la convalescence s'établit dans un espace de douze jours.

Forme continue dans le type thoracique.

Dans un premier cas, au milieu de symptômes thoraciques, apparaît une réaction vive. Le pouls était à 120 pulsations ; le délire se montra à l'état subaigu, revint à plusieurs reprises pendant les douze à quinze premiers jours, la langue sèche et fuligineuse tout d'abord était redevenue humide sous l'influence d'un purgatif, puis de nouveau fuligineuse. Pas de diarrhée. Le pouls était resté entre 96 et 100 pulsations : la peau, sèche, par suite d'une icthyose physiologique. Le quatorzième jour, l'appétit revint, une légère transpiration se déclara et pendant l'espace de douze jours après lesquels la convalescence s'établit, se montrèrent tour à tour une fluxion gingivale, qui se termina par un abcès et à plusieurs reprises une éruption de pustules d'ecthyma sur les fesses et les membres inférieurs.

Dans un deuxième cas, la forme continue se différenciait facilement de la forme continue proprement dite. Des signes inflammatoires se montraient dans les voies respiratoires et digestives supérieures (larygo-bronchite, angine...), en même temps qu'était survenue une diarrhée modérée. Le malade, habitué aux épistaxis à l'état normal, saignait quelquefois plusieurs fois par jour. La bronchite suivait son cours ; la céphalalgie revenait tous les soirs : le sommeil, irrégulier, manquait le plus souvent. Mais le pouls, ordinairement à 68, 70 pulsations, montait rarement au delà de 80. Et cet état se prolongea un mois entier.

Forme continue dans le type abdominal.

Dans un premier cas, il existait, depuis quinze jours, un état fluxionnaire, symptômes d'otite au début, angine légère, toux bronchitique, diarrhée intense, se mesurant par 30 à 40 selles. Cette diarrhée met quatre jours à s'atténuer : la bronchite gagne les petites bronches. La diarrhée continue : elle se juge par 4 à 5 selles bilieuses. Elle s'arrête un instant sous l'influence de la médication : l'arrêt n'est que temporaire, elle reprend. Le ventre devient douloureux : la langue est rouge, plutôt sèche qu'humide, l'appétit diminué. La toux est le seul élément de la bronchite. Sous l'influence d'un léger changement de température, la diarrhée reprend. L'ap pétit cependant est meilleur, et le malade entre bientôt en convalescence. La maladie a duré du 2 janvier au 8 mars.

Dans un deuxième exemple et une première fois, des symptômes de réaction se montrèrent avec une certaine véhémence (fièvre, chaleur, rougeur de la face, tintements d'oreilles, etc.), après quoi ils tombèrent pour faire place

à une transpiration assez abondante, qui peu à peu se
changea en moiteur pendant que le malade toussait et
expectorait un liquide bronchorréique ; sept jours après
le malade rentre, présentant des symptômes de fatigue
générale (douleurs dans les articulations, dans les reins).
Le pouls était à 120 pulsations ; la température à 39°5.
Un écoulement d'oreille se montra, la diarrhée de même,
assez bornée, du reste : une légère éruption papuleuse
apparut sur le ventre. Le mouvement fébrile, un peu de
bronchite des grosses bronches, la diarrhée, l'insomnie, tout ce cortége de symptômes persista pendant cinq
jours, après lesquels la disparition des phénomènes ne
s'exécuta que lentement.

Formes générales.

Au-dessus des formes secondaires et artificielles se
trouvent des formes plus générales, qui, traduisant la
manière d'être de l'organisme vis-à-vis de la maladie,
nous paraissent les seules naturelles. Tantôt l'organisme réagit par ses forces générales d'une façon aussi
simple que bénigne, correspondant à la bénignité de
la maladie, tantôt d'une façon violente et irrégulière ;
d'autres fois ce même organisme, déprimé, ne répond
pas ou incomplétement. Aussi reconnaîtrons-nous une
forme simple, inflammatoire, adynamique et ataxique,
dans la façon dont l'organisme conçoit la maladie.

Forme simple, commune.

Ici la maladie est tout, le retentissement rien, ou peu
de chose. Des douleurs rhumatoïdes occupent certaines
régions : les premières voies sont embarrassées. Des
signes de congestion se présentent dans les voies respi-

toires : une légère fluxion ou une tendance fluxionnaire se localise du côté du système oculaire ou auditif ; le flux catarrhal occupe l'intestin, et eependant le pouls s'élève à peine au-dessus de la normale : à peine la peau exprime-t-elle une disposition sudorale : la céphalalgie n'est plus le phénomène sympathique qui paraît et disparaît avec l'état fébrile. Elle est fixe et un des éléments de la maladie. Cependant, même les cas les plus simples reproduisent cette fatigue générale qui est parfois toute la maladie. Une langue un peu sèche, une inappétence des premiers moments sont parfois le seul fait essentiel.

Forme inflammatoire.

Nous l'avons peu rencontrée dans le type thoracique où l'on aurait pu tout d'abord la surprendre dans toute son énergie. Mais il ne faut point oublier que l'état d'épuisement a partout fait sentir son influence, sinon dominé. Ainsi en a-t-il été pour le type thoracique où ont prédominé soit la forme simple, soit la forme adynamique. La réaction inflammatoire, quand elle a eu lieu a accompagné le début des symptômes bronchitiques et s'est éteinte rapidement.

Dans le type bilieux, nous trouvons un cas de réaction assez accentué. Un pouls de 96 pulsations, une température de 38°5, de la soif, une langue sèche, un mouvement transpirataire évident accompagnait une bronchite avec ictère. Le mouvement inflammatoire se reproduisit à deux reprises, sons forme de frissons, transpiration, élévation de température, sécheresse de la langue, sous une influence peu connue, mais qu'on peut soupçonner être un embarras gastrique, puisque ces symptômes s'atténuèrent et disparurent par deux éméto-cathartiques, et la bronchite suivit son cours.

Mais où nous trouvons une représentation plus large de la forme inflammatoire, c'est dans le type continu. Pour n'en citer qu'un exemple, nous voyons dans un premier temps une réaction vive (fièvre, température de 39°, injection des pommettes, langue rouge, soif, céphalalgie) présider au mouvement fluxionnaire des bronches. Huit jours après, un mouvement réactionnel analogue précéda et accompagna une diarrhée copieuse et une otite qui tourna à suppuration. Le reste du temps, la réaction apaisée se traduisit sous forme de céphalalgie intermittente, transpiration, etc.

Forme adynamique.

A des degrés divers, elle a généralement été la règle. Se traduisant par une fatigue extrême de l'appareil musculaire, une sécheresse des tissus et en particulier de la peau et des muqueuses, elle se représente en particulier par la faiblesse de la voix, un abaissement de la température et du pouls jusqu'à 46 pulsations ; dans ces cas tout était un effort pour le malade, jusqu'à la moindre parole. Des maladies intercurrentes (pneumonie, érysipèle) surviennent facilement, et dans les cas extrêmes, la diminution de sensibilité, la paralysie des sphincters, la maigreur générale, préparent de près la terminaison funeste.

Forme ataxique.

Des symptômes légers de maladie, coïncidant avec un appareil de réation plus intense, nous paraissent caractériser cette forme. Nous en trouvons un exemple dans le type continu. Une bronchite existe, modérée. La langue devient sèche, fuligineuse, le pouls monte à 120 pulsations, le délire se déclare. Dix jours durant, ce délire arrive par occasion ; après quoi le pouls tombe à 80 pulsations d'abord, à 58 ensuite, et la maladie se termine par des crises (abcès fluxionnaire, pustules d'echtyma.)

Nous venons de voir l'état d'épuisement compliquer des manisfestations inflammatoires, celles-ci provoquées par les influences extérieures. Au début, alors que ces dernières n'avaient point encore fait leur apparition, cet état d'épuisement s'est montré seul. Les malades arrivaient excédés de fatigue; les traits étaient tirés, la figure amaigrie, les lèvres sèches et décolorées ; une lassitude générale occupait les membres. Le pouls, lent tout d'abord, se relevait ensuite, montait à 100, 110 pulsations, la température s'élevait à 38, 39°; l'anorexie était à peu près complète, la soif intense, la céphalalgie continuelle et l'insomnie ne discontinuait pas. Au bout de quelques jours, le repos, la médication tonique, vin généreux, quinquina, café, suffisaient pour remettre les malades sur pied. Cet état a été étudié par M. Constantin Paul sous le nom de fièvre adynamique des surmenés, fausse fièvre typhoïde. A la suite de la retraite de Mézières, il nous a été donné d'observer quelques-uns de ces cas dans lesquels la convalescence fut très-longue ; chez trois cavaliers, de l'œdème était survenu aux pieds, des taches de purpura s'étaient montrées aux jambes ; au bout de trois semaines l'un d'eux fut pris de fièvre, des hémorrhagies sous-conjonctivales se produisirent, une dyspnée considérable s'établit, et le malade mourut au bout de quelques jours d'une véritable paralysie pulmonaire.

Adynamie considérée dans les autres maladies. — Fièvres éruptives. — Erysipèle.

L'adynamie qui a compliqué l'état catarrhal n'a-t-elle pas aussi imprimé son cachet aux autres maladies ?

Les premières des maladies que nous rencontrons sont les fièvres éruptives et en premier lieu l'érysipèle.

Certains érysipèles ont été remarquables à quelques égards. Ils ont occupé la face; quelques-uns avec une température de 40° donnaient un pouls normal. La langue était sèche, la soif médiocre et l'appétit s'ouvrait en plein érysipèle.

Je trouve un cas d'érysipèle où les symptômes prodromiques furent des symptômes d'adynamie tels que nous les avons si souvent indiqués (fatigue générale, céphalalgie, peu ou pas de fièvre). L'érysipèle devint ambulant, gagna la poitrine, sans que le pouls par son élévation sympathisât avec la maladie. Quelques points érysipélateux parurent ensuite sur les jambes. Un léger délire survint, et le lendemain, sans cause apparente, une pneumonie se déclara dont le cours fut du reste régulier.

Dans une autre circonstance, un érysipèle se déclare alors que la desquamation d'une scarlatine venait de commencer, chez le même sujet; la scarlatine avait été accompagnée de symptômes adynamiques.

Variole et varioloïde.

Les symptômes particuliers à la variole et à la varioloïde ont existé, mais dans quelques cas ont été tellement

dépassés par les symptômes communs aux maladies générales (céphalalgie, abattement, pouls faible et dépres-
sible) que le diagnostic avait erré de la fièvre catarrhale
à la fièvre typhoïde.

Ces varioles et varioloïdes furent d'ailleurs remarquables à plus d'un égard. Dans un cas, la varioloïde succéda
à des accidents rhumatoïdes ; dans un autre, elle fut accompagnée de diarrhée avec bronchite subaiguë. Dans
un troisième cas, elle se montra chez le même sujet le
sixième jour après la desquamation de la rougeole et fut
annoncée par de la fièvre, des nausées et vomissements,
etc., toutes furent d'ailleurs bénignes.

Rougeole.

Les cas observés ont été des cas de rougeoles complè-
tes, mais bénignes. Dans un cas où elle fut spontanée
et primitive, le pouls resta à 80 pulsations. Dans une
deuxième observation, elle fut régulière et suivie de
varioloïde chez un individu qui n'avait jamais été vac-
ciné.

Scarlatine.

Dans deux cas observés, la maladie eût assez de gravité par elle-même pour entraîner la mort dans un
premier cas, le second jour après l'apparition de l'éruption. Dans un second cas, la mort arriva le troisième
jour de l'éruption ; quelques spasmes précédèrent la
mort par syncope.

Dans d'autres observations, la scarlartine fut secondaire ; elle se borna à des signes objectifs, les symptômes subjectifs ayant disparu au milieu de ceux appartenant à la maladie primitive.

Dysentérie.

La plupart des dysentéries ont offert une marche régulière. Sauf quelques-uns dont la durée a été considérable, a plupart ont bénéficié du traitement.

Pour ce qui est des caractères adynamiques qui nous occupent, ils ont été assez peu remarquables, ceux qui existaient s'expliquant assez par le retentissement de la maladie sur l'organisme. Un malade dysentérique qui mourut d'hémorrhagie intestinale le quinzième jour, avait eu de fréquentes syncopes, alors qu'il se levait par nécessité.

Dans un cas particulier, qui se termina par une péritonite mortelle, un malade était entré avec des symptômes catarrhaux du côté des bronches (catarrhe pituiteux) et des accidents adynamiques. Ce ne fut que le septième jour que se déclarèrent des accidents péritonéaux qui l'emportèrent.

Maladie des bronches et du parenchyme pulmonaire.

Les inflammations bronchiques ont été surtout tributaires de cet état adynamique. Nour n'y reviendrons pas.

Relativement à l'éclosion du tubercule, nous avons vu, soit un état catarrhal marqué, soit une pneumonie se développer et vingt jours après dans' le premier cas, corrélativement dans l'autre le tubercule naître, grandir et évoluer rapidement. Dans un cas, un état catarrhal bronchitique masque le tubercule. Le malade était d'une faiblesse extrême; la démarche était titubante, les membres supérieurs allongés étaient pris de tremblement. La

diarrhée était intense ; il existait des troubles de la digestion.

Le malade guérit de sa bronchite et ce ne fut qu'à la
convalescence de celle-ci que les symptômes du tubercule se manifestèrent franchement.

Les pneumonies ont en général suivi une marche régulière. Elles ont affecté principalement la forme de
broncho-pneumonie. Plus souvent, la pneumonie était
primitive et la bronchite la compliquait; dans un cas, la
bronchite s'est généralisée et a provoqué la mort par
asphyxie. Dans d'autres circonstances, la pneumonie
s'est déclarée dans le cours d'une bronchite ; d'autres fois
chez le même individu elle s'établit à deux reprises dif-
férentes, séparées l'une de l'autre par une période saine.
Chez quelques-uns enfin, le passage à l'hépatisation
grise a été rapide et n'a pu être prévenu malgré une
médication énergique. Dans un cas, après la disparition
de la lésion pulmonaire, il est resté un mouvement
fébrile (peut-être dû à une congestion du foie sous
l'influence de la dyspnée) ; après un intervalle de
huit jours, des symptômes de bronchite ont apparu,
compliqués de symptômes adynamiques. Après avoir de
nouveau présenté des symptômes d'hépatisation, le malade est mort dans le coma.

La plupart des pleurésies ont eu de même une marche régulière et rapide.

Dans un cas, l'épanchement pleurétique secondaire et
unilatéral arriva après une ascite et sous l'influence d'une
diarrhée copieuse. La médication tonique eut peu de prise
sur l'état général ; une pneumonie lobulaire du poumon
sain survint spontanément. Elle disparut peu à peu
mais la diarrhée continuant, la maigreur devint géné-

rale, et le malade mourut dans l'épuisement le plus complet. On ne trouva à l'autopsie qu'une inflammation suppurative de l'enveloppe graisseuse du rein, celui-ci étant indemne.

Fièvres intermittentes.

Les cas que nous avons observés ont été peu nombreux. Le germe paludéen avait été pris en Afrique, et, après les fatigues d'une traversée rapide, la fièvre vint éclore à Paris. Elles revêtirent le type tierce et furent jugulées par le sulfate de quinine. Dans un cas, et du jour au lendemain, un jeune officier fut emporté d'un premier accès pernicieux, de forme comateuse.

Complications.

Les complications n'entraînant pas toujours à leur suite un pronostic fâcheux, nous prendrons le mot dans son sens le plus large.

Dans la forme commune de la maladie et dans son type le plus simple, nous avons rencontré, deux jours après la manifestation de signes catarrhaux, de larges plaques d'urticaire qui apparurent quatre jours durant par poussées successives. Les symptômes catarrhaux se maintinrent quelque temps encore : on ne peut donc considérer cette éruption comme un phénomène critique.

Dans le type encéphalique, une scarlatine se montra dans le cours de la maladie, n'influençant ni la marche ni la symptomatologie de la maladie. Elle se borna à l'éruption et à l'angine scarlatineuses.

Dans le type thoracique, pendant le cours de la bron-

chite, se sont montrés, tantôt des symptômes d'engoue-
ment, tantôt des symptômes d'hépatisation lobulaire qui
ont disparu assez rapidement. Plus souvent est survenue, par propagation, la bronchite capillaire, prévenue
elle-même par des symptômes de débilité profonde.

Dans le type abdominal, nous trouvons quelques
érysipèles qui ont suivi un cours régulier.

Quant au scorbut, il s'est le plus souvent montré
indépendant de toute autre affection.

MARCHE, DURÉE.

Dans la forme simple et commune, les manifestations étant bénignes et non multiples, la marche de
celle-ci est régulière. Après une période qui varie de
huit à quinze jours, les malades ont été rendus à la vie
active, sans passer par un temps de convalescence.

A mesure que se présentent des types plus complets,
la durée de la maladie augmente et est surtout achetée
aux dépens de la période d'état où l'élément bronchitique pèse par sa continuité, disparaissant complète-
ment pour reparaître ensuite, se compliquer de pneumonie, etc. C'est dans la forme adynamique que se
présentent surtout ces faits. Mais, dans ce qui a constitué
pour nous la forme inflammatoire, les symptômes bien
accusés, marchent avec régularité, se dissipent de même
et rapidement.

C'est dans la forme adynamique que nous avons pu
voir la maladie durer deux mois et la convalescence se
prolonger outre mesure. Nous en dirons autant de la
forme continue qui s'est montrée dans les types sus-

mentionnés et où nous avons pu remarquer, avec des périodes de rémittence quotidienne, des récidives à type différent. Quelques cas marqués d'intermittence ont nécessité l'emploi du sulfate de quinine.

Nous avons remarqué une marche aiguë de la mala-die dans les complications qui ont donné lieu à la bronchite capillaire, dans les cas simples et quelques-uns à forme continue.

Dans la majorité des faits, la marche a plutôt été sur-aiguë et chronique, de façon à donner à la maladie un cachet particulier.

Il est presque oiseux d'ajouter que les symptômes nerveux, prostration, faiblesse intellectuelle, troubles digestifs, toux, etc., ont été les symptômes qui, par leur persistance , ont démesurément étendu la convalescence.

Terminaisons.

Dans le type simple ordinaire, la guérison a été la règle ; la cessation des phénomènes se fait d'emblée ou à peu près.

Dans le type encéphalique, la guérison est restée incomplète en ce que tantôt un phénomène , tantôt un autre, a prolongé la maladie : ici, une otorrhée a survécu longtemps ; là, de la dyspepsie, de la céphalalgie, des vertiges.

Dans le type thoracique, les cas revêtant la forme inflammatoire ont abouti à une résolution complète et rapide. Comme fait intéressant, nous citerons un embarras gastrique qui, jugulé par une médication évacuante répétée, se continua quelques jours après par des symptômes de fièvre catarrhale (râles sonores et humides, diarrhée, etc.).

Les cas à forme adynamique ont été remarquables par la durée longue des accidents, la persistance de certains d'entre eux, tels que céphalalgie, dyspepsie, douleurs générales et partielles, la reproduction ou l'envahissement de certains autres, tels qu'angine, adénite, laryngite ou laryngo-bronchite, diarrhée, etc.

Nous trouvons deux cas de mort. Dans le premier, des symptômes d'adynamie (paralysie des sphincters, faiblesse musculaire, diminution de la sensibilité, etc.), précédèrent l'asphyxie; dans le second, la bronchite, simple d'abord, s'étendit aux dernières ramifications et devint capillaire.

Ce que nous avons dit des cas à type thoracique affectant la forme continue, nous le dirons pour le type continu lui-même, subissant la forme inflammatoire, adynamique ou ataxique. La guérison a été longue, incomplète, arrivant par la disparition lente des symptômes particuliers et à la suite de phénomènes critiques.

Nous avons observé des cas de fièvre catarrhale tournant à la fièvre typhoïde. Dans un premier fait, la séparation des deux maladies fut très-tranchée. Du 16 décembre au 10 janvier, nous trouvons un sujet avec tous les symptômes de la fièvre catarrhale, fatigue générale, toux simple, appétit diminué, diarrhées successives, disparaissant par un traitement approprié, quelques mouvements de fièvre le soir.

A partir du 10 janvier, des symptômes aigus se montrèrent. Le pouls dépassa 100 pulsations; la température monta jusqu'à 40°; les voies respiratoires s'affectèrent, et le malade mourut dix jours après au milieu de signes adynamiques. A l'autopsie, nous trouvions les lésions de la fièvre typhoïde, ulcérations des plaques de Payer, simples pour la plupart, bornées à la muqueuse : quelques plaques en étaient encore au stade hypertrophique.

Dans un deuxième cas qui se termina, il est vrai, par la guérison et pour lequel n'existe pas la certitude anatomique, la maladie eut deux stades. Dans un premier, existèrent des symptômes de fièvre catarrhale, sans diarrhée, ni taches papuleuses typhoïdes ; le pouls n'avait pas monté au-delà de 90 pulsations, et des mouvements fluxionnaires s'étaient généralisés. La convalescence s'était manifestée après dix jours de maladie et avait coïncidé avec la sortie du malade.

Huit jours après, le malade rentra avec des accidents aigus, et, dans le cours de la maladie, présenta tous les symptômes de la fièvre typhoïde.

Les cas nombreux de fièvre typhoïde foudroyante que nous avons pu observer et dans lesquels le malade meurt le deuxième ou troisième jour de l'apparition de la maladie ne peuvent être jugés que par l'autopsie.

DIAGNOSTIC.

La fièvre catarrhale, dans sa forme la plus simple, est remarquable par la bénignité de ses symptômes, tout autant que par leur irrégularité. Il est rare qu'elle obéisse à un type bien déterminé, car souvent les divers viscères sont affectés. C'est surtout dans ces derniers cas qu'elle se confond avec une foule d'états pathologiques plutôt que de maladies d'avec lesquels il serait oiseux de vouloir les différencier, cette différence n'entraînant aucune modification pratique. Aussi ne ferai-je que noter les états à peu près identiques que nous avons rencontrés.

Et d'abord, il est bien permis de donner le nom de *fièvre de courbature* à ces cas simples, où, après une impression de froid, surviennent des douleurs musculaires errantes d'abord, se fixant ensuite sous forme de point de côté ou de myalgie, et s'accompagnant de quelques frissons fugitifs ou d'un état de malaise qui exige le repos au lit. Et alors la peau devient moite, et la transpiration débarrasse le malade. C'est au milieu de symptômes pareils que deux fois il nous est arrivé de rencontrer une éruption d'urticaire qui, revenant à intervalles, donnait naissance à un mouvement fébrile qui, une fois, alla jusqu'au délire, et qui fut passible du sulfate de quinine (fièvre intermittente ortiée).

De là à la fièvre rhumatoïde, il n'y a qu'un pas. La douleur rhumatismale se fixe à une grande ou moyenne articulation, ou à une partie fibreuse comme l'aponévrose lombaire, l'aponévrose du tenseur de la cuisse, etc., ou à une partie musculaire (scapulalgie, pleurodynie), pour passer ensuite indistinctement de l'une à l'autre. Elle siége encore sur la fibreuse du pharynx, et alors, avec des signes négatifs du côté de la muqueuse, la déglutition est douloureuse. Dans une circonstance, avec des douleurs rénales et quelques douleurs vagues dans les jointures, il s'éleva une fièvre qui donna lieu à un délire qui survint à plusieurs reprises et après un mieux sensible.

Plusieurs fois un état de courbature, un état même rhumatismal (douleur épicrânienne, douleur lombaire, etc.), avec mouvement fébrile, fut le début d'une éruption variolique. Dans un cas, et corrélativement

avec des symptômes de bronchite bien accusés, se ren-
contraient de la courbature, de la céphalalgie, des douleurs abdominales et même un peu de cystite du col de
la vessie; le malade était déprimé, et tout nous faisait
croire à une dothiénentérie. Grand fut notre étonnement
de trouver, le lendemain, la fièvre tombée et une éruption variolique couvrant le cou, l'abdomen et la figure.

La fièvre synoque a des allures communes aux deux
fièvres dont le diagnostic offre des difficultés sérieuses.
Sa marche est vive, continue, mais cette continuité vraie
cesse après trois ou quatre jours : au milieu de symptômes communs à tout état fébrile, les malades ressentent souvent des douleurs contusives dans les membres;
l'amélioration et la guérison arrivent avant un septénaire, tantôt spontanément, tantôt après une crise ordinaire, le plus souvent une hémorrhagie.

Des signes d'embarras gastrique peuvent compliquer ces divers états. Celui - ci, isolé parfois , se
présente avec des troubles digestifs (perte d'appétit,
bouche sèche, langue sale) et quelques troubles généraux (douleur gravative de la tête, faiblesse des jambes
qui nécessite l'interruption de tout travail, douleur
pleurodynique, quelques points de côté). La médication
évacuante a rapidement raison de ces phénomènes.

Il est des dyspepsies remarquables par la sympathie
nerveuse qu'elles éveillent et qui donnent le change sur
la nature de la maladie. J'ai pu observer un dyspep-
tique qui ressentait de la faiblesse générale, des douleurs
musculaires, des troubles de la sensibilité (fourmille-
ments, picotements dans les muscles, etc.), des étourdissements qui, coïncidant dans une occasion, avec une
diminution de sensibilité momentanée d'un côté de la
face, fit penser à une congestion cérébrale.

La diarrhée participant de l'état catarrhal, la diarrhée simple ou rhumatismale, s'accompagne plutôt de sensibilité générale de l'abdomen que de douleur véritable, ainsi que d'un léger ballonnement. La fixation de la douleur le long du gros intestin, la nature des selles (sanguinolentes, épithéliales, biliaires, etc.) caractérisent la dysentérie.

La nature des vomissements (verdâtres) répétés, des douleurs abdominales plus vives dans un point, et des symptômes généraux (voix altérée, traits tirés, pâles, yeux excavés) indiquent une péritonite.

Mais c'est surtout avec la fièvre typhoïde que le diagnostic devient difficile, surtout dans les cas de fièvre typhoïde légère. La difficulté croît encore, quand la fièvre catarrhale prend le type abdominal. Il est rare, dans la fièvre catarrhale, que les symptômes abdominaux et thoraciques marchent de pair; c'est l'exception. C'est la règle pour la fièvre typhoïde; de même que les taches qui arrivent à la fin du premier septénaire, de même que le gargouillement, que nous n'avons jamais rencontré dans la fièvre catarrhale. S'il y avait une différence pour la diarrhée, nous dirions que, dans la fièvre typhoïde, celle-ci est plus continue. Le système vasculaire est impressionné d'une façon plus continue dans la fièvre typhoïde. Le pouls et la température n'ont pas, en général, ces variations qui, dans la fièvre catarrhale, se présentent dans la même journée. Bien que le dicrotisme du pouls ait été observé dans les deux maladies, la faiblesse des pulsations est presque ordinaire dans la fièvre typhoïde et paraît accuser une égale déperdition des forces actives et radicales de l'organisme.

Dans la forme encéphalique de la fièvre typhoïde, le patient est parfois emporté au milieu des phénomènes d'un délire violent : on trouve alors les lésions de la fièvre typhoïde unies aux lésions de la méningo-encéphalite.

Nous avons pareillement observé deux cas où au début, avec les prodromes de la fièvre d'épuisement et les symptômes de bronchite, survint à plusieurs reprises un délire subaigu. A ce délire succéda un demi-coma, en même temps que la paralysie des sphincters, et le malade mourut le 9° jour de la maladie.

Dans un fait identique, le délire, au lieu d'être subaigu, devint tranquille. Le malade se levait, mais se laissait reconduire facilement à son lit. La chaleur de la peau était à 41° : le malade tomba dans le coma et mourut après avoir montré quelques taches typhoïdes. Dans des cas pareils, l'autopsie seule peut éclairer le diagnostic.

ÉTIOLOGIE.

Une étude générale des causes ressort de l'examen que nous venons d'établir, d'une affection remarquable tant au point de sa nature que des complications qui l'ont suivi, des déviations qu'elle a engendrées ou des maladies diverses qui l'ont traversé sans changer d'une façon manifeste sa marche et son mode d'action. Que se dégage-t-il en effet de l'étude préalablement faite de la maladie? Nous voyons une affection attaquer un ou divers systèmes de l'économie, développant des manifestations inflammatoires non pas d'un genre particulier, mais d'une façon particulière. Les stades en sont peu limités, irréguliers dans leur mode et leur temps ; l'élément bronchitique disparaît pour reparaître sans cause occasionnelle, se limitant ici, se généralisant là, quittant son élément premier pour gagner le paren-

chyme pulmonaire et s'y localiser en points pneumo-
niques; s'annulant le lendemain comme s'il eût traduit
une maladie intermittente et transportant ses modes
soit sur l'intestin, soit ailleurs, simulant la convalescence, la reculant quelquefois, la longanimisant toujours, se terminant tantôt régulièrement, tantôt modifiant sa nature, finir par une fièvre typhoïde, toujours
défiant la sagacité du médecin. Une autre fois, l'affection,
se chargeant d'états qui lui semblent étrangers, prend
des apparences scorbutiques, ou est traversée par des
fièvres éruptives, telles qu'érysipèle, scarlatine, variant
enfin ses effets, de façon à faire croire à une multiplicité
de causes. Et cependant ces causes varient-elles par
leur nature, s'éloignent-elles de cette communauté
d'action qui leur est si ordinaire et à ces effets divers
de la maladie, répondent-elles par une action directe
différente? Nous n'avons certes pas l'intention de dis-
cuter ici une question si délicate de pathogénie générale : à d'autres plus expérimentés et plus compétents
d'établir la solution de pareils problèmes. J'essayerai
seulement, m'appuyant sur les faits observés ici, de dégager la part de chaque chose. Et d'abord, quelles furent les causes extérieures? Un froid intense, tantôt sec,
tantôt humide, des fatigues excessives, une alimentation
peut-être insuffisante, nous paraissent se passer des
détails de direction des vents et d'hygrométricité de
l'air. Ces mêmes causes demandèrent aux organismes
qui se trouvèrent dans leur milieu un surcroît d'énergie, de réaction, de résistance en un mot et d'un fonctionnement d'organes tel que la nutrition générale se
trouvant atteinte et se traduisant en adynamie fonction-
nelle, l'économie devint elle-même un véritable foyer

de causes morbides : nous avons parlé de fièvres éruptives, traversant la maladie, de fièvres typhoïdes consécutives à celles-ci .... Les maladies revêtirent-elles un
caractère contagieux? nullement pour les cas du moins
qui nous échurent en partage. Nos malades étaient
reçus dans des salles nouvelles, assainies, bien aérées,
qui n'avaient jamais été, jusque-là, affectées à des soins
hospitaliers. Une affection éruptive paraissait-elle, le
malade était sur le champ distrait et renvoyé autre part.
Des cas isolés se montrèrent dans des salles séparées par
un étage à intervalles éloignés, et nous avons pu observer : érysipèle et scarlatine se montrant isolément
dans une salle, pas une atteinte contagieuse se produire
et cela en présence de malades qui présentaient toutes
les conditions organiques de réceptivité et dont les maladies généralement se compliquaient. Et les malades
atteints, appartenant à des corps différents et éloignés
les uns des autres, niaient tout rapport contagieux.
Laissant donc parler les faits, nous ne pouvons que
nous fier à leur enseignement, et tout en maintenant
une extrême prudence pour l'examen de la question
générale, nous pouvons déduire pour les faits en face
desquels nous nous sommes trouvés que les maladies
diverses observées naquirent sous l'influence de causes
communes, et pour les maladies qui plus particulièrement sont reconnues pour leur nature contagieuse,
elles n'arrivèrent pas au degré de contagiosité.

Pour des cas particuliers où les malades succombèrent soit d'une périostite suppurée, soit d'une maladie
à marche qu'on peut appeler foudroyante, nous ne pouvons nous empêcher d'identifier ces cas à ceux morbides
qu'on rencontre chez les surmenés.

TRAITEMENT.

L'étude du traitement rappelle certains principes généraux qui dirigent la thérapeutique. La façon dont est conçue l'origine de la maladie et la maladie elle même ramène par une conséquence forcée à une égale conception de la médication Que si nous nous rapportons à l'établissement des affections qui nous ont occupé, que voyons-nous sinon des causes communes qui ont sans doute influé pour une large part dans la production de la maladie, mais qui n'ont agi, qu'on nous passe l'expression, qu'à travers la vie réagissante, c'est-à-dire reçues et modifiées par cette grande cause première. Quelque importance qu'ait donc une cause occasionnelle, une action physique ou chimique, elle ne peut agir que comme excitation plus ou moins intense ; et si, comparant les choses comparables entre elles, on passe à l'action des agents thérapeutiques, hygiéniques ou médicinaux, on ne peut leur refuser une action analogue, et les envisager autrement que comme conditions, et non comme raison première d'effets physiologiques ou thérapeutiques obtenus. Il y a de la part des médicaments, par une appropriation particulière, ou un éveil ou une excitation continuée d'un effet voulu et consenti par l'organisme malade. Que de fois n'avons-nous assisté au bon effet et au résultat médicateur d'une diaphorèse excitée longtemps et à plusieurs reprises, comme d'une diarrhée provoquée comme phénomème critique.

La question d'indication se dégage naturellement de l'exposition de ces principes. Reconnaître la marche de

la nature, la favoriser quand elle est évidente, la scruter
et réveiller ses tendances quand elle reste cachée, en la
poussant vers les voies qui lui sont ordinaires, combat-
tre les éléments morbides, qui occasionnent les symptômes soit directement, soit par sympathie, dans leur
ordre d'importance et de succession primitive ou secondaire, envisager les forces générales de l'économie,
nous semblent pour le médecin la vraie source où il
doit puiser pour sa conduite.

Revenant à la question qui nous occupe, nous y trou-
verons l'application de ces principes. Enlever les organismes aux causes extérieures qui ont agi comme occasion prochaine, leur fournir à gré le repos et la chaleur,
laisser la nature développer, et continuer ses actes tout
en la surveillant, telle a été la méthode. Les évacuants,
les éméto-cathartiques ont pu dégager les voies digestives et sous l'influence d'excitants, soit généraux, soit
locaux, favorisant la diaphorèse, la courbature et les
douleurs partielles ont cédé facilement. Calmer les manifestations inflammatoires locales doit être essayé : les
gargarismes alcalins dans les angines pultacées; le
baume tranquille chloroformé ou laudanisé employé
comme topique dans les otites et catarrhes de l'oreille;
les révulsifs, viennent en aide au traitement général.

Dans les formes moins bénignes où la maladie apparaît avec ses manifestations nombreuses, la première
indication est de s'adresser à l'élément essentiel et con-
sulter l'état général des forces. La médication tonique
prend ici le premier rang : le quinquina sous toutes ses
formes, l'alcool, les excitants diffusibles, en soulevant
la tonicité des tissus, réveillent les sympathiesr éaction-
nelles; les manifestations locales s'en ressentent, en

reçoivent une bonne direction, et le médecin attentif combattant l'élément essentiel, voit son action tomber bien plus efficacement sur les éléments secondaires. C'est alors que, dans un organisme soutenu, on voit une action révulsive, l'emplâtre vésicant par exemple, corriger cette tendance à l'inflammation par propagation que les bronches conservent, et limiter le mouvement congestif. Simple spectateur dans le cas où un mouvement inflammatoire suit régulièrement ses phases ou se bornant au rôle de modérateur, c'est dans le cours de la maladie que le médecin peut être appelé à agir sur un nouvel élément. L'intermittence d'accidents réactionnels est alors combattue par le sulfate de quinine : c'est dans ces cas que nous avons usé avec avantage des pilules suivantes :

Sulfate de quinine, 0,05 ;

Extrait de quinquina, 0,10 ; à la dose de 4 à 10 par jour.

C'est dans le même temps qu'on peut assister à l'évolution parfois irrégulière de la maladie. Une crise survient, c'est une sueur copieuse ; elle dure un temps limité, passe, et un mieux sensible survient pendant un ou deux jours. Mais l'effort médicateur n'a pas été complet : le 3ᵉ jour, la céphalalgie se reproduit, la langue devient sèche et une nouvelle diaphorèse, excitée ou remplacée par un purgatif, la langue redevient humide, la tête se dégage, et tout rentre dans le fonctionnement normal. Et ce que nous disons, nous pouvons le répéter de la persistance de certains états gastriques ou gastro-bilieux. La maladie de l'organe, du foie, persiste : évacuants, éméto-cathartiques, ont dégagé une première fois les voies supérieures ; mais une deuxième, une

troisième fois, sous la persistance de la souffrance de
l'organe, les mêmes symptômes morbides se reproduisent. Une action égale, révulsive, sur la cause, l'organe
affecté, évacuante sur les effets, l'embarras gastrique ou
gastro-intestinal, dépouille l'affection d'un de ses éléments ; et dirigée ailleurs, la médication continue, cal-
quée sur les mouvements de la nature. C'est d'autres fois
à redresser l'ataxie, corriger l'irrégularité, le désordre
fonctionnel d'un organe en transportant et faisant naître
ailleurs un mouvement durable, que le médecin devra
s'employer. Parfois, il est impuissant à raviver le reste
de forces que la maladie a prises à un organisme épuisé,
et le malade est emporté fatalement par une manifestation morbide.

OBSERVATION I.

Bronchite légère. Scarlatine. Fluxion de la face. Otorrhée.

Le 27 novembre, entre à l'ambulance de la rue d'Ulm, le nommé
X..., mobile de l'Aube. Il est malade depuis cinq jours ; le mal a
débuté par une diarrhée qui se juge par 6 à 8 selles par jour ; des
douleurs de courbature se font sentir aux bras, avant-bras, cuisses,
jambes, au niveau des articulations. La voix est un peu enrouée, la
toux sèche, stridente, quinteuse. (Repos au lit, pectorale chaude,
potages). Au bout de trois à cinq jours, l'amélioration est sensible, la
toux est devenue grasse et l'expectoration jaunâtre. L'appétit diminué, revient.

Le 9 décembre, le pouls s'élève, la température augmente, et le
lendemain, la langue, le voile de palais sont d'un rouge vernissé, la
déglutition est légèrement douloureuse. Une rougeur diffuse, plus
évidente à la partie antérieure des membres, se montre sur tout le
corps. Elle disparaît le lendemain par places et la desquamation s'établit. Mais en même temps, la joue gauche augmente de volume, de-

Sénac.

vient un peu rouge, la gencive grossit dans la partie correspondante, les dents deviennent douloureuses. Des fomentations chaudes sont ordonnées, un paquet de ouate est placé sur l'endroit malade. La fluxion diminue; pendant qu'elle diminue, l'oreille gauche devient dure, le malade entend un bruit sourd; enfin, le lendemain en se réveillant, il trouve du côté de l'oreille le drap taché en jaune : on ordonne des injections de camomille chaude, quinze jours durant, et pendant ce temps la fluxion disparaît, la bronchite des grosses bronches s'apaise et tout phénomène pathologique a disparu alors que l'otorrhée prolonge encore la convalescence.

OBSERVATION II.

Bronchite des petites et moyennes bronches.

Le 8 janvier 1871, le nommé H..., garde mobile, entre à l'Hôtel-Dieu, salle Sainte-Jeanne. Il y a à peine quinze jours qu'il est sorti de l'hôpital pour un rhumatisme articulaire subaigu. Depuis huit jours, il tousse, a de fréquents frissons et ne peut parvenir à se réchauffer par le mouvement. Depuis trois jours, il est pris d'une grande lassitude et éprouve des nausées.

A son entrée, nous le trouvons dans l'état suivant : il tousse d'une toux quinteuse, grasse : il expectore quelques crachats jaunes. En arrière on entend de nombreux râles sous-crépitants, plus nombreux aux bases. L'appétit est diminué ; il existe un peu de diarrhée. Le pouls est à 80 puls., la température à 37 degrés. Une courbature générale se fait sentir dans les membres : il a de l'abattement, de l'insomnie; le malade est assoupi. — On prescrit : pectorale chaude, potages, vin de Bagnols.

Le 11. Une transpiration légère se déclare; des douleurs thoraciques sont ressenties en avant et en arrière.

Le 12. La transpiration est plus considérable. Le pouls est à 80 puls., la langue est humide. On entend dans l'inspiration quelques sibilances.

Le 13. Même état. Le soir, il survient de la céphalalgie. 2 verres d'eau de Sedlitz.

Le purgatif produit 5 selles légèrement bilieuses. La céphalalgie disparaît. La langue est un peu sèche.

Le 14. L'appétit est revenu. Le malade demande à manger. La bronchite diminue.

Le 17. Le malade s'est levé. Après une demi-heure, il est pris de froid, se recouche et ne peut se réchauffer qu'à l'aide de boules d'eau chaude. Il survient un peu de céphalalgie.

Le 20. Il n'y a plus de trace de bronchite. Le malade est toujours fatigué et refuse de se lever.

Le 21. Quelques douleurs dans les mollets. Le malade se lève.

Le 31. Sortie.

OBSERVATION III.

Bronchite successive. Pneumonie lobulaire.

Le 8 janvier, entre à l'Hôtel-Dieu le nommé B..., âgé de 23 ans, garde mobile. Il est d'une bonne constitution; malade depuis quinze jours, il a eu deux épistaxis et quelques vomissements. Depuis deux jours, il a des vertiges et quelques frissons.

A son entrée, nous le trouvons fatigué, les traits tirés, dans le décubitus dorsal. Sa respiration est anxieuse : une inspiration un peu forte excite un mouvement de toux. Celle-ci est quinteuse, voilée : la voix couverte, inégale.

Rien aux poumons. Un peu d'hyperémie de la conjonctive. La langue est rouge et un peu sèche. — On prescrit limonade, bouillons, bordeaux.

Le 10. Le malade n'a pas dormi. Il présente son crachoir plein d'un liquide fluide et spumeux, au milieu duquel nagent quelques crachats jaunes.

Le 11. Quelques râles sonores sont entendus à l'expiration et des râles sous-crépitants occupent les bases. La température marque 38 degrés. Le pouls est à 80 pulsations. La respiration est toujours anxieuse. On compte 40 respirations par minute et la dyspnée n'est nullement en rapport avec les symptômes bronchitiques. La langue est sèche. — On prescrit 2 verres d'eau de Sedlitz.

Le 12. La température arrive à 40°, le pouls est à 92 pulsations, la langue est devenue humide, les râles sonores ont disparu en arrière. Le malade transpire; l'oppression est moindre.

Le 13. A l'auscultation, nous reconnaissons en arrière vers la base du poumon droit un souffle un peu légèrement tuber dans les deux temps et encore dans les deux temps des râles humides, plus nombreux dans l'inspiration (râles crépitants et sous-crépitants). La percussion donne une matité correspondante. La toux est sèche et quinteuse. La température marque 39°. Le soir, le malade vomit le bouillon qu'il vient de prendre. — On prescrit une potion au rhum.

<pre>
Rhum. . . . .   60 gr.
Sirop de sucre. . . . .   60 gr.
Eau. . . . . 250 gr.
</pre>

Le 14. Le souffle a diminué, les râles crépitants persistent. L'expectoration s'est maintenue fluide, un peu plus visqueuse cependant. La langue est sèche, l'appétit nul. On administre 2 gr. d'ipéca. Le soir, tout souffle a disparu.

Le 15. La langue est un peu plus humide. Il y a tendance à la transpiration. La déglutition est douloureuse, la gorge présente une injection simple de la paroi pharyngienne postérieure. Le malade accuse quelques bourdonnements dans l'oreille droite. On prescrit une potion avec 50 centig. de poudre de Dower. La transpiration devient franche.

Le 16. L'appétit commence à renaître. La bronchorrée continue.

Le 17. Le malade laisse sur son oreiller la trace d'un écoulement jaunâtre, provenant de l'oreille droite. Les râles sous-crépitants qui avaient disparu, reparaissent et occupent la moitié inférieure des deux poumons en arrière. — On prescrit des injections chaudes dans l'oreille; le malade est soumis au régime tonique. Bordeaux, quinquina.

Le 21. Les râles sous-crépitants ont disparu à gauche; ils persistent à droite avec quelques râles sibilants. L'appétit est assez bon. L'angine persiste encore, quoique légère; un ganglion sous-maxillaire apparaît sous le doigt à droite.

A partir de ce jour, la bronchite tend à disparaître, le malade commence à se lever, et au commencement de février, il rejoint son bataillon.

OBSERVATION IV.

Angine. Bronchite successive.

Le 13 janvier, est entré à l'Hôtel-Dieu (salle Saint-Jeanne) le nommé D..., garde mobile de 21 ans. Il est malade depuis quatre jours. Son mal a débuté par une angine : la déglutition depuis est pénible, il tousse et a des frissons répétés. A son entrée nous constatons l'état suivant :

A l'auscultation, nous trouvons particulièrement en haut et en avant dans les deux poumons des râles sonores à l'expiration : l'inspiration est rude. La toux est quinteuse, fréquente; la voix éteinte tant à cause de la laryngo-bronchite que de la faiblesse du sujet. Le voile du palais, la luette sont rouges, d'une rougeur diffuse, gonflés, humides; les amygdales ne paraissent pas affectées : la déglutition est pénible. Inappétence complète. Le pouls est à 104 pulsations; la température marque 39°.

On administra le julep suivant :

Esprit de Mindererus.	10 grammes.
Sirop de d'érysimum.	30
Alcool de mélisse.	5
Eau de tilleul.	60 grammes.

Et gargarisme avec :

Chlorate de potasse. . .	4 grammes.
Eau miellée.	12 grammes.

Le 15. Même état du pouls et de la température. Il y a un peu de céphalalgie : la tête est lourde. Quelques crachats visqueux sont rendus. La langue, sèche et fendillée au milieu, est rouge et humide sur les bords.

Le 16. Le pouls est à 92 pulsations : la peau est sèche, la toux nerveuse. On entend des râles sous-crépitants aux deux bases en arrière : partout ailleurs des râles sibilants surtout en haut. L'expuition est spumeuse, liquide, bronchorréique avec quelques crachats jaunes. La langue est humide sur les bords, légèrement blanche dans son milieu : le malade se plaint d'un goût mauvais. On administre un ipéca.

Le 17. La langue est humide, l'angine diminue. Le malade se plaint d'insomnie; il ne dort pas depuis deux ou trois nuits. La voix est toujours faible, presque éteinte. L'anorexie est complète. (On prescrit de la tisane de petite centaurée sucrée avec du sirop de gentiane; toniques. Bagnols, vin de quinquina.)Même état jusqu'au 21.

Le 21. Le malade se sent mieux. La céphalalgie est moindre, la sensation de fatigue a diminué : les râles sous-crépitants sont peu nombreux, l'appétit revient un peu.

Le 26. L'angine a disparu. Les râles sous-crépitants disparaissent en partie à gauche après la toux. Celle-ci est toujours quinteuse. L'expuition toujours bronchorréique et considérable : la voix revient, l'appétit de même.

Le 28. Le malade se sent moins fatigué, les jambes sont néanmoins douloureuses.

Le 30. Les râles disparaissent, l'expectoration devient visqueuse et jaunâtre en partie, la voix est devenue claire, le malade essaye de se lever; il a maigri considérablement. Il est faible sur ses jambes, et au bout d'une heure il est obligé de se recoucher, tant il ressent de froid aux membres inférieurs. La convalescence est longue : longtemps le malade accuse pour le froid une sensibilité extrême.

17 février. Le malade n'est pas sorti de la salle, nous trouvons des crachats visqueux et nous entendons dans les deux poumons des râles sibilants dans les deux temps. On prescrit le repos au lit, des boissons chaudes.

Le 18. Les râles sibilants disparaissent, mais quelques râles sous-crépitants surviennent à la base droite. La convalescence se poursuit jusqu'au commencement de mars.

5 mars. Une teinte subictérique apparaît dans les conjonctives. L'inappétence recommence : la digestion est pénible. La fatigue est générale : le malade est comme roué de coups. Un changement de temps est survenu : aussi la diarrhée survient. — On prescrit : tisane de riz, sucrée avec du sirop de coings.

Le 7. La diarrhée est arrêtée. L'appétit est nul. Cette diarrhée ne serait-elle pas une crise? Cette crise serait-elle incomplète? On prescrit une bouteille d'eau de Sedlitz. Sept ou huit selles bilieuses répondent à la médication.

A partir de ce jour, les fonctions se rétablissent lentement, mais d'une façon continue. La convalescence se poursuit sans entraves et le malade sort à la fin du mois.

OBSERVATION V.

Bronchite adynamique.

Le nommé S... (Alfred), garde mobile de 23 ans, entre le 3 janvier à l'Hôtel-Dieu, salle Sainte-Jeanne. Il tousse et est enroué depuis un mois : il continue son service malgré une certaine fatigue qu'il accuse depuis le début. Cette fatigue s'accentue surtout depuis huit jours, et il arrive à l'hôpital dans une période d'adynamie complète.

Quand nous le voyons, il est dans le décubitus dorsal : la face est pâle et amaigrie, les yeux caves. La voix est faible, brisée ; la respiration est fréquente, pénible, les ailes du nez sont le siége de mouvements développés. On entend dans le poumon des râles sibilants et sous-crépitants, les premiers au sommet gauche, les autres partout ailleurs.

L'inappétence est complète; la soif vive ; la langue, les lèvres, la muqueuse buccale sont sèches.

Le pouls est à 100 pulsations, et la chaleur normale.

La sensibilité générale est profondément atteinte : quand on pince fortement une partie quelconque du corps, la malade répond à peine à cette sensation. La force musculaire est anéantie : le bras, levé, retombe lourdement comme dans le cas d'apoplexie. En même temps la paralysie des sphincters s'accuse par une incontinence de matières fécales. Les selles sont diarrhéiques.

On essaye de réchauffer le malade par les moyens extérieurs, frictions, boules d'eau chaude, couvertures, etc. On prescrit du thé au rhum chaud.

4 janvier. Dans la nuit et la journée du 4, le malade est pris de délire subaigu. Il parle avec assez de suite de plusieurs sujets qui l'ont frappé. Il essaye de se lever. La diarrhée continue.

On administre 2 grammes d'ipéca.

On n'obtient pas d'effet vomitif. La diarrhée persiste.

Le 5. Le délire continue. Les râles sibilants et ronflants s'entendent partout à l'inspiration et à l'expiration. De même des râles sous-crépitants plus nombreux dans l'inspiration et qui offrent le timbre des râles crépitants. La toux est grasse, assez fréquente, mais sans expuition. La température marque 38 degrés. La peau est sèche, chaude : la chaleur diminue vers les extrémités. La dyspnée est intense.

On ordonne 20 ventouses et un vésicatoire à la région épigastrique.

Le 6. Le malade tombe dans le coma. La face prend une teinte violette; les extrémités se refroidissent : le pouls petit, lent, accuse une fin prochaine qui ne tarde pas à arriver.

OBSERVATION VI.

Angine. Bronchite capillaire consécutive.

Le 15 février, est entré à l'ambulance de la rue d'Ulm, le nommé C..., mobile d'Ile-et-Vilaine, âgé de 23 ans. Il est malade depuis huit jours : a d'abord toussé, ressenti quelques frissons, son appétit a diminué, de même ses forces, et son service est devenu impossible.

A son entrée, il présente les symptômes suivants. Il est au lit, replié sur lui-même : depuis trois heures il ne peut se réchauffer. Il tousse d'une toux sèche, comme convulsive; sa respiration est rude en arrière dans certains points; dans d'autres, on entend à peine quelques légères sibilances. Son pouls assez vif est à 108 pulsations, la température à 38°; la respiration est assez pénible, on compte 40 respirations par minute; la voix est forte et nasonnée. Il a les traits tirés, et quand il déglutit, ce tiraillement augmente. En effet, le voile du palais, la partie postérieure du pharynx sont rouges, gonflés, les amygdales hypertrophiées, couvertes d'un exsudat blanchâtre. La céphalalgie est vive; elle occupe principalement les bosses frontales. Le malade fuit la lumière et se couche sous sa couverture; il est fatigué comme un homme battu; ses articulations sont douloureuses, il souffre de même dans les masses musculaires.

On prescrit le gargarisme suivant :

Bi carbonate de soude.	8 grammes.
Miel rosa.	30
Eau..	250 grammes.

On laisse le malade à la chaleur, au repos, aux potages et à la tisane chaude.

Le 25. La bronchite est arrivée à sa période d'état. La voix est enrouée, inégale. La dyspnée est toujours la même. A la base des poumons en arrière, on entend d'un côté des râles sous-crépitants, de l'autre des râles sibilants. La toux est fréquente; catarrhale. Les crachats sont multiples; il en est beaucoup de visqueux, quelques-uns, jaunâtres, nagent dans du liquide gommeux : l'expuition est assez difficile. Le pouls est à 120 pulsations : la peau moite et la température à 38°. La langue est humide, large; la luette rouge, œdématiée, couverte d'un enduit pultacé; le pharynx est de même enflammé; la déglutition est difficile. Les traits de la face, contractés, expriment la souffrance. Pas de diarrhée. Le malade est somnolent. On administre la potion suivante :

Bicarbonate de soude.	4 grammes.
Julep simple..	250 grammes.

Le gargarisme est continué.

Le 26 et le 27. L'oppression est la même : les râles humides deviennent plus nombreux et prennent à gauche le timbre de râles crépitants. On place un vésicatoire dans l'endroit correspondant.

Le 28. Les râles sous-crépitants et sibilants se généralisent en avant. Le pouls est à 120. On donne la potion tonique à l'acétate d'ammoniaque.

Le 30. L'oppression augmente, la dyspnée est profonde, la respiration anxieuse : on compte 56 mouvements respiratoires par minute : la face est pâle, sudorale, les traits altérés. Le malade est agité, les extrémités se refroidissent peu à peu et le coma précède la mort.

L'autopsie n'a pu être faite.

OBSERVATION VII.

Pneumonie. Bronchite. Ictère avec embarras gastrique.

Le nommé H..., âgé de 37 ans, entre le 10 mars à l'Hôtel-Dieu, salle Saine-Jeanne. Ce malade, qui a toujours joui d'une bonne santé, fait remonter son mal à cinq semaines. Il s'enrhuma, continua son travail, malgré la fatigue qu'il ressentait. Le mouvement diarrhéique, qui est survenu depuis quinze jours, a subi des haut et des bas. Il s'est accompagné depuis huit jours de sensibilité à la région hypogastrique. Depuis hier, la courbature est générale; les masses musculaires sont douloureuses. Quelques frissons se font sentir; quelques vomissements bilieux sont survenus.

A son entrée, nous le trouvons dans l'état suivant :

Une teinte subictérique recouvre la peau, les conjonctives, l'origine des muqueuses. Vers le tiers inférieur du poumon droit, le long de la colonne vertébrale, on entend à l'inspiration et à l'expiration un souffle tuber léger avec quelques râles crépitants dans les mouvements de toux. Celle-ci est sèche et légère, l'inappétence est complète, la soif légère. Des douleurs pleurodyniques sont ressenties dans les mouvements un peu étendus. La céphalalgie est frontale; au-dessus des yeux se font sentir des picotements. Les urines sont ictériques. Le pouls est à 96 puls., la température à 37°, augmente le soir de 1 degré 1/2; une légère transpiration se déclare.

Le 11. On administre le purgatif :

      Calomel . . . . 0,25 c.
      Scammonée 0,50

Le 12. La langue est un peu sèche; la soif persiste.

On ordonne 30 gr. d'huile de ricin dans du café.

Le 13. Le ventre est moins sensible; le souffle tuber est moins marqué; on entend encore quelques râles crépitants. Le purgatif a occasionné plusieurs selles abondantes; une transpiration assez forte se développe. Le soir, la peau est chaude, halitueuse; le pouls est à 104 puls. On donne des potages; comme tisane : du thé.

Le 14. Même état, toujours un peu de matité à la base droite et quelques râles crépitants.

Le 15. La langue est toujours sèche, couverte d'un enduit jaunâtre; la soif est modérée. On entend quelques sibilances dans le poumon droit. Un nouveau purgatif, huile de ricin, est prescrit.

Le soir, la transpiration se déclare derechef; le pouls est à 88 puls.

Le 16. La langue devient humide, l'ictère s'efface, l'appétit revient. Le malade, qui se plaignait d'insomnie, dort bien; la transpiration persiste; des râles sonores occupent la plus grande partie du poumon droit.

Le 19. La bouche est sèche, de même que la langue; la transpiration est moindre; l'appétit, revenu une première fois, est nul aujourd'hui. On donne 2 pilules d'aloès de 0,05 centig., et on prescrit du vin de quinquina.

Le 20. La transpiration se reproduit, mais la soif persiste; la langue se maintient sèche; le pouls est à 104 puls. Il y a quelques nausées, un peu de céphalalgie.

Les 21 et 22. La transpiration est plus forte, la soif moindre. 100 p. On administre 30 gr. d'huile de ricin.

Le 23. Le purgatif a provoqué le vomissement et plusieurs selles bilieuses; la céphalalgie disparaît.

Le 24. La transpiration se maintient; les râles sibilants se sont généralisés; la langue est sèche, la soif intense; le pouls est à 104. On donne 0,25 de sulfate de quinine en poudre dans du pain azyme.

Le 26. La céphalalgie revient; la bouche est de nouveau sèche, pâteuse; le foie paraît augmenté de volume. On applique un vésicatoire sur la région hépatique; on prescrit du thé au rhum.

Le 27. La transpiration est très-forte dans la nuit. Les troubles digestifs se passent, la céphalalgie ne s'est point maintenue; les râles sont bien moindres et se fixent en avant.

Le 29. Le malade, qui n'avait pas dormi de plusieurs nuits, a bien reposé.

Le 30. La transpiration est abondante; il y a quelques frissons dans l'après-midi, des accès de toux. La soif est assez vive; il y a quelques nausées, la température arrive à 40 degrés. Les râles sibilants réoccupent la base des poumons.

Le 31. L'amélioration est manifeste, la respiration plus libre; la soif diminue; le sommeil est bon; le malade entre en convalescence.

OBSERVATION VIII.

Embarras gastro-intestinal. Bronchite.

Le 17 février, entré à l'ambulance de la rue d'Ulm le nommé B..., garde mobile. Il ressent depuis quatre jours des frissons quotidiens, de la courbature, quelques tournoiements de tête; l'appétit s'est perdu.

A son entrée, nous le trouvons dans l'état suivant : le malade est fort, présentant les attributs d'un tempérament sanguin, cou gros et court, masses musculaires développées, figure rouge, yeux injectés. Il se plaint de céphalalgie; la peau est chaude et sèche, son pouls est à 100 puls., et la température marque 38° 1/2. La langue est sèche, couverte d'un enduit saburral jaunâtre; la soif intense; la lassitude est générale; des douleurs lombaires sont accentuées. Le malade accuse deux ou trois selles diarrhéiques.

Le 18 au matin, on administre un éméto-cathartique :

> Ipéca. . . . . 2 gr.
> Tartre stibié. . . . . 0,10.

6 vomissements de liquide bilieux; autant de selles de même nature répondent à la médication.

Le soir, la tête n'est plus si lourde; la peau est moins sèche.

Le 19. La céphalalgie persiste. Le pouls est à 96 puls. Le soir, le malade a quelques mouvements de toux. On prescrit des sinapismes, un lavement simple.

Le 20. La langue est un peu sèche et couverte, sur son milieu, d'un enduit limoneux; la soif est assez vive. Les mouvements de toux sont plus répétés. Il y a eu deux selles diarrhéiques légères. On administre un deuxième éméto-cathartique.

Le soir, le pouls est tombé de 96 puls. à 80; la peau est douce et halitueuse.

Le 21. Quelques taches érythémato-papuleuses apparaissent sur la poitrine et dans la région épigastrique.

La langue est humide, quoique un peu blanchâtre; le pouls est plus calme et donne 72 puls. On fait asseoir le malade pour l'ausculter; dans cette position, le pouls monte à 120 puls. Quelques râles sibilants à timbre moyen s'entendent à la base gauche du poumon en arrière. La toux prend un timbre catarrhal. Le malade expectore quelques crachats jaunes.

On prescrit des bouillons, de l'eau vineuse.

Le soir, la peau est moite; le pouls cependant marque 120 puls.; la langue est humide. 2 ou 3 selles diarrhéiques ordinaires se sont produites dans la journée. La température est à 38º.

Le 22. Quelques râles sibilants et sous-crépitants se montrent en arrière, vers la base du poumon droit.

Le pouls est à 112 puls.; la céphalalgie est légère; la diarrhée s'est arrêtée; le malade demande à manger.

Le 23. Le pouls est à 80 puls.; la température marque 37º 1/2.

L'appétit se confirme; la céphalalgie a disparu; quelques râles sous-crépitants s'entendent à la base gauche.

Le 25. La toux diminue, les râles disparaissent; le pouls est à 80 p.; la température marque 36.

Le 26. Le malade se lève et entre en convalescence.

OBSERVATION IX.

Embarras gastrique. Fluxion de la face.

Le 30 octobre, entre à l'ambulance de la rue d'Ulm, le nommé R. (Jacques), garde mobile, âgé de 23 ans.

Depuis deux jours, il a des frissons passagers : il accuse de la céphalalgie en même temps qu'une légère douleur à la joue droite : l'anorexie s'est ensuite prononcée.

A son entrée, nous le trouvons dans l'état suivant : la langue est blanche et humide : l'inappétence est complète et plusieurs fois le malade ressent des hauts de cœur qui se traduisent par des vomissements, dès qu'un liquide est introduit dans l'estomac. La salivation est assez forte et le malade remplit son crachoir d'un liquide exclusivement salivaire. Les dents sont sensibles et les corps froids et chauds éveillent cette sensibilité. La joue droite est un peu tuméfiée, d'une sensibilité moindre. Les paupières sont de même légèrement enflées et la conjonctive hyperémiée.

La toux est sèche et stridente, la voix enrouée; point de râles.

Le pouls est vif, donne 108 pulsations.

Le malade ressent de la courbature générale. La céphalalgie est intense, plus forte du côté droit où le cuir chevelu est sensible. On prescrit des boissons chaudes; on administre un éméto-cathartique. Il se produit quatre vomissements bilieux et une selle diarrhéique.

Le 31. La céphalalgie continue ; la langue est encore sale. Le malade n'a pas dormi de la nuit : il a été agité. On prescrit une bouteille d'eau de Sedlitz. Il se produit une superpurgation, huit selles abondantes. Bouillons, potages. Le soir se déclare une épistaxis. Le pouls est à 100 pulsations : la peau est moite; on craint une fièvre typhoïde au début.

Du 1er au 3 novembre, la fluxion diminue et disparaît, l'appétit revient, puis la céphalalgie et les douleurs musculaires s'en vont peu à peu, et le 8 novembre le malade sort en convalescence.

OBSERVATION X.

Broncho-pneumonie. Symptômes adynamiques.

Le 26 janvier, entre à l'Hôtel-Dieu, salle Sainte-Jeanne, le nommé V. (Achille), garde mobile, âgé de 23 ans. Il est malade depuis quinze jours, avec de légers frissons répétés, a été pris de fatigue extrême : son appétit a diminué, la voix est devenue inégale, cassée, il a toussé et a été transporté à l'ambulance Saint Gervais, où il est resté dix jours. Cette ambulance a dû être vidée, vu l'humidité du local : aussi le malade y a-t-il ressenti un froid continuel. A son entrée, il présente l'état suivant : il est de taille moyenne, mais fort. Il a beaucoup maigri, dit-il; le visage est tiré, les yeux légèrement excavés. Les lèvres sont sèches, couvertes de petites croûtes fuligineuses. Cependant il présente une certaine réaction : les pommettes sont rouges, la peau est moite, le pouls est vif et à 102 pulsations : la température marque 39°. La langue sèche au milieu est rouge et humide sur les bords : la soif est assez vive. La voix est faible; l'oppression assez forte, on compte 40 respirations par minute.

La percussion nous donne une submatité à droite et en arrière ainsi qu'en avant et en haut.

A l'auscultation, on entend des râles humides et des râles sonores : les premiers, répandus à droite et en arrière dans toute l'étendue du poumon, sont des râles crépitants sans soufle, et des râles sous crépitants moins nombreux, mêlés à des râles sibilants et ronflants qui sont en majorité dans le poumon gauche.

En avant et à droite vers la base, les râles humides dominent.

Les crachats sont visqueux et leur couleur n'offre pas d'indication. On prescrit la potion au rhum. Bouillons. Potages.

Le 27. Le pouls est à 112 pulsations : il est un peu plus petit que la veille. L'oppression est la même; la température marque 39°. Les râles crépitants gagnent en arrière le sommet du poumon et en avant le sommet. Quelques-uns apparaissent à gauche.

Une potion au rhum est continuée : on ordonne 20 ventouses scarifiées sur la poitrine.

Quelques heures après, le malade tombe dans le coma et meurt.

A l'autopsie, nous trouvons le poumon droit augmenté de volume dans son entier. Il n'est pas crépitant : sa couleur est d'un rouge-violet. La coupe du lobe antérieur est peu humide, laisse voir à l'œil nu des granulations assez apparentes : la consistance est diminuée, le poids spécifique augmenté.

Au lobe postérieur, la consistance est encore moindre, la coupe est plus humide et également granulée en rouge. La pression ne fait suinter ni pus, ni fausses membranes des bronches.

Le foie est rouge, congestionné, augmenté de volume. Les autres organes ne présentent rien d'intéressant.

OBSERVATION XI.

Bronchites successives. Diarrhée.

Le 10 janvier 1871, entre à l'ambulance de la rue d'Ulm, e nommé

A. (Guillaume), garde mobile. Depuis quatre jours il tousse et ressent des douleurs thoraciques. Il a en même temps perdu l'appétit et la fatigue est devenue extrême.

Le 11, nous le trouvons couché, l'air abattu, la peau chaude. La toux est sèche et quinteuse : en arrière et à droite vers le milieu du dos, la respiration est rude et paraît même soufflante. Il mange un peu, mais sans faim. Le malade est laissé au repos. On prescrit des boissons chaudes; pectorale, bouillons.

Le 12. Peu d'appétit. La langue est humide, la peau moite ; le pouls est à 100 pulsations. La diarrhée s'est montrée : il y a eu quatre selles, liquides et brunâtres.

Le 13. Quelques râles sonores s'entendent dans les deux poumons, dans l'inspiration et l'expiration : le pouls est à 80 pulsations, la peau est moite. On applique un large emplâtre de thapsia en arrière.

Le 15. Les râles se sont généralisés : quelques-uns disparaissent après la toux et l'expectoration; des râles sous-crépitants paraissent à la base droite. Quelques crachats jaunes sont expectorés au milieu d'un liquide spumeux et considérable ; la toux est quinteuse, catarrhale, augmente le soir et provoque des douleurs thoraciques. Trois selles jaunâtres et diarrhéiques se sont produites. Le pouls est à 80 pulsations. On ordonne la potion suivante :

Julep simple, ... 250 grammes.
Tartre stibié..................... 0,5 centigrammes.

Le 16. L'appétit revient. Le malade mange un peu de viande.

Le 17 et le 18. La bronchite se poursuit, la diarrhée se continue légère avec une moyenne de trois selles par jour; les rhonchus et les râles sibilants persistent. Le pouls est à 72 pulsations, la peau est moite.

Le 19. Les deux bases du poumon sont pleines en arrière de râles sous-crépitants. En haut, quelques sibilances. La langue est un peu blanche, humide cependant. L'appétit est médiocre. — On prescrit une bouteille d'eau de Sedlitz.

Le 20. Même état du poumon. Râles sibilants à timbre divers dans l'inspiration et l'expiration, râles sous-crépitants surtout à gauche. Au milieu d'un liquide spumeux et de consistance gommeuse apparaît une expectoration en partie visqueuse, en partie jaunâtre.

Le pouls est à 72 pulsations, la peau normale.

La langue est sèche, un peu jaunâtre.

On prescrit 30 grammes d'huile de ricin dans du café.

Le 21. Le pouls est à 88 pulsations, le malade étant couché. Quand il se met sur son séant, le pouls se relève, devient plus vif et donne 120 pulsations.

La langue est moins sèche.

Les râles sous-crépitants ont disparu à gauche. La toux est toujours catarrhale, l'expectoration surtout spumeuse.

Toujours même fatigue. L'auscultation faite, le malade retombe sur son lit. L'insomie est à peu près continuelle. Pas de céphalalgie.

L'appétit existe, à un faible degré il est vrai. Des potages et un peu de viande sont assez bien acceptés. Les selles au nombre de trois sont encore diarrhéiques.

Le 22. Le pouls à 88 pulsations, le malade couché; assis, il donne 100 pulsations et devient plus fort.

Le 23. Le pouls, le matin, est à 80 pulsations. Le soir il est à 64 pulsations dans le décubitus dorsal : dans la position assise, il monte à 100 et devient plus fort. Peu d'appétit. Les râles ont à peu près disparu. — Potages ; vin de quinquina.

Le 25. La faiblesse persiste. Les râles sonores réapparaissent de nouveau, en avant principalement.

Le 26. L'ambulance est licenciée, les malades transportés à la campagne.

OBSERVATION XII.

Bronchite. Délire.

Le 3 janvier, entre à l'ambulance de la rue d'Ulm, le nommé C..., âgé de 23 ans, garde mobile. Il est malade depuis cinq jours : il tousse, ressent une lassitude générale et n'a pas d'appétit.

A son entrée, il accuse les symptômes suivants : la tête est lourde, les masses musculaires des muscles inférieurs particulièrement sont douloureuses.

La langue est sèche, l'appétit à peu près nul.

La toux est sèche, quinteuse. A l'auscultation, on entend dans les poumons des deux côtés, mais plus nombreux aux bases des râles sibilants et ronflants, les premiers à l'inspiration, les seconds à l'expiration.

Le pouls, normal par sa force, est à 120 pulsations : la température marque 38 0⁄0.

Repos. Pectorale chaude; potages.

Le 4. La langue est sèche et blanchâtre sur son milieu, la bouche est amère.

On administre 2 grammes d'ipéca.

Les vomissements provoqués sont nombreux, pituiteux plutôt que bilieux.

Le 5. La langue est sèche quoique dépouillée ; la peau aride.

Dans la nuit du 5 au 6, le malade est pris de délire sub aigu : il appelle ses camarades, se lève pour les rejoindre. Les râles sibilants et ronflants existent un peu disséminés partout. Pouls à 88 pulsations. On prescrit 30 grammes d'huile de ricin. Le purgatif agit très-peu.

Le 6 et le 7. Le délire se calme le matin, mais reparaît dans la nuit du 6 au 7, du 8 au 9.

Le 9. La langue est sèche : quelques fulginosités jaunâtres apparaissent sur les lèvres. Le pouls est à 100 pulsations : la température marque 38. Potages, limonade, eau vineuse.

Le 10. Quelques râles sous-crépitants bornés aux deux bases s'unissent à des râles sibilants à timbre plus aigu. Constipation. —On prescrit un lavement.

Le 11. La langue devient plus humide. Les râles sibilants ont un timbre moins aigu, et ne s'entendent guère qu'à l'expiration : ils sont généralisés.

Le pouls est à 100 pulsations.

Les 12, 14, 16. L'état est à peu près le même.

Le 16. Dans la nuit du 16 au 17, le malade est agité. Il ne dort pas, parle haut.

Le 17. La bronchite en est au même point, mais la langue est propre, normale. Le malade a maigri considérablement.

L'appétit revient un peu.

Le 18. On saisit une tendance sudorale de la peau, empêchée par une icthyose physiologique. On ordonne une lotion savonneuse chaude sur le corps. — Boissons chaudes, pectorale.

Le 19 et le 20. La transpiration assez légère se continue.

Le 22. Les symptômes pulmonaires ont considérablement diminué, à peine saisit-on quelques râles sous-crépitants. L'appétit est revenu.

Le 23. La joue gauche devient enflée, quoique sans douleurs.

Le 24. La fluxion augmente.

Le 25. La fluctuation étant évidente, l'abcès est ouvert en dedans. On prescrit le gargarisme suivant :

> Tisane de ronces............ 250 grammes.
> Sirop de mûres............ 30 grammes.

Le 26, apparaissent à plusieurs reprises, pendant une période de dix jours, des pustules d'ecthyma aux fesses et aux membres inférieurs. Le malade entre en convalescence.

Paris. — Typ. A. Parent, r. Monsieur-le-Prince, 31.